どさんこドクターに聞く

教えて、北海道のがん

高橋将人
北海道がんセンター副院長
Takahashi Masato

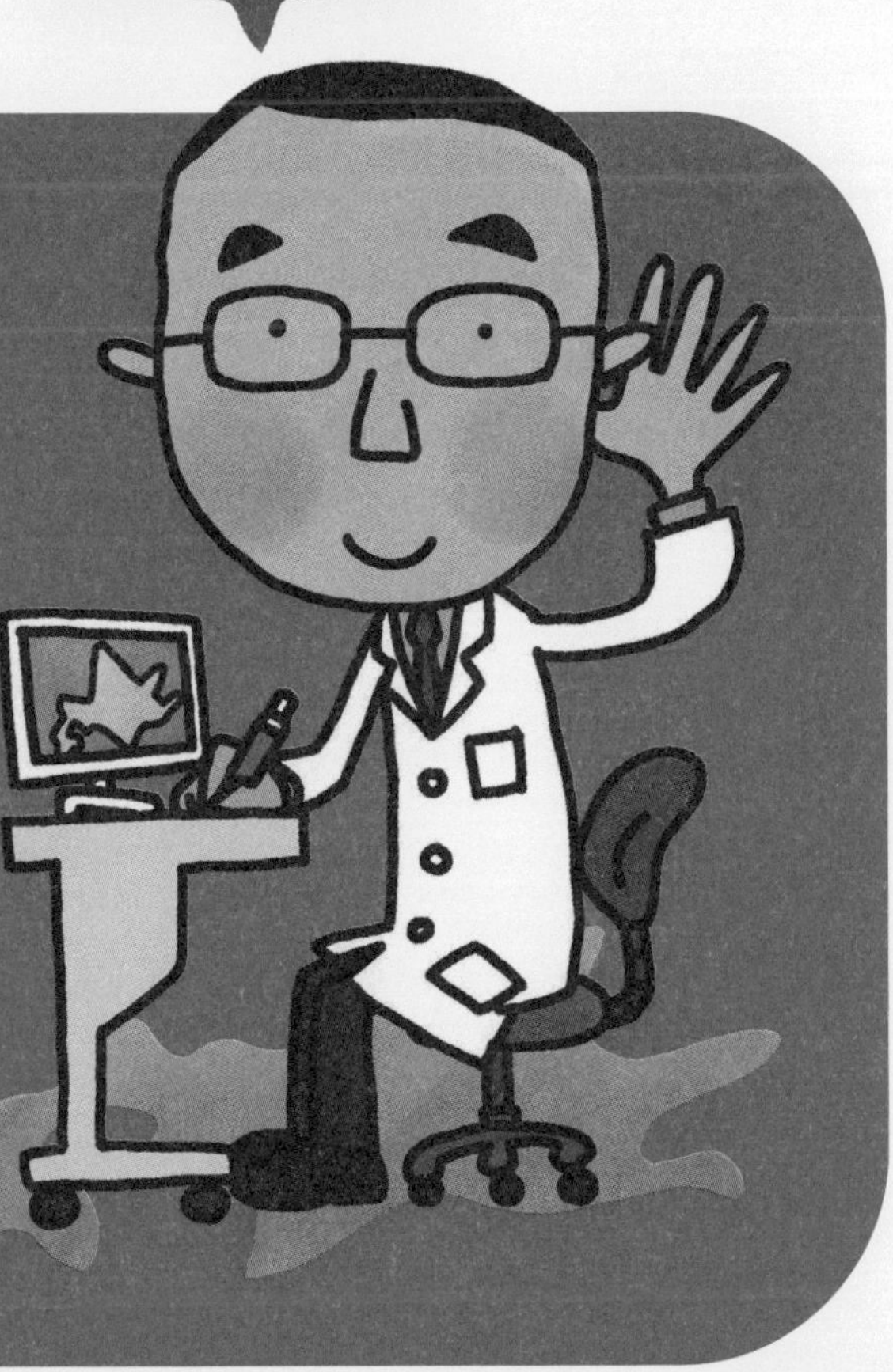

亜璃西社

第1章 がんは怖くない――がんと健康の基礎知識38話

8．乳がんについて――159

◇初　出
第１章　朝日新聞〈北海道版〉「けんこう処方箋」より
（２０１８年４月11日～２０２１年９月15日掲載分を加筆・修正）
第２章　書き下ろし

第1章

がんは怖くない

――がんと健康の基礎知識38話

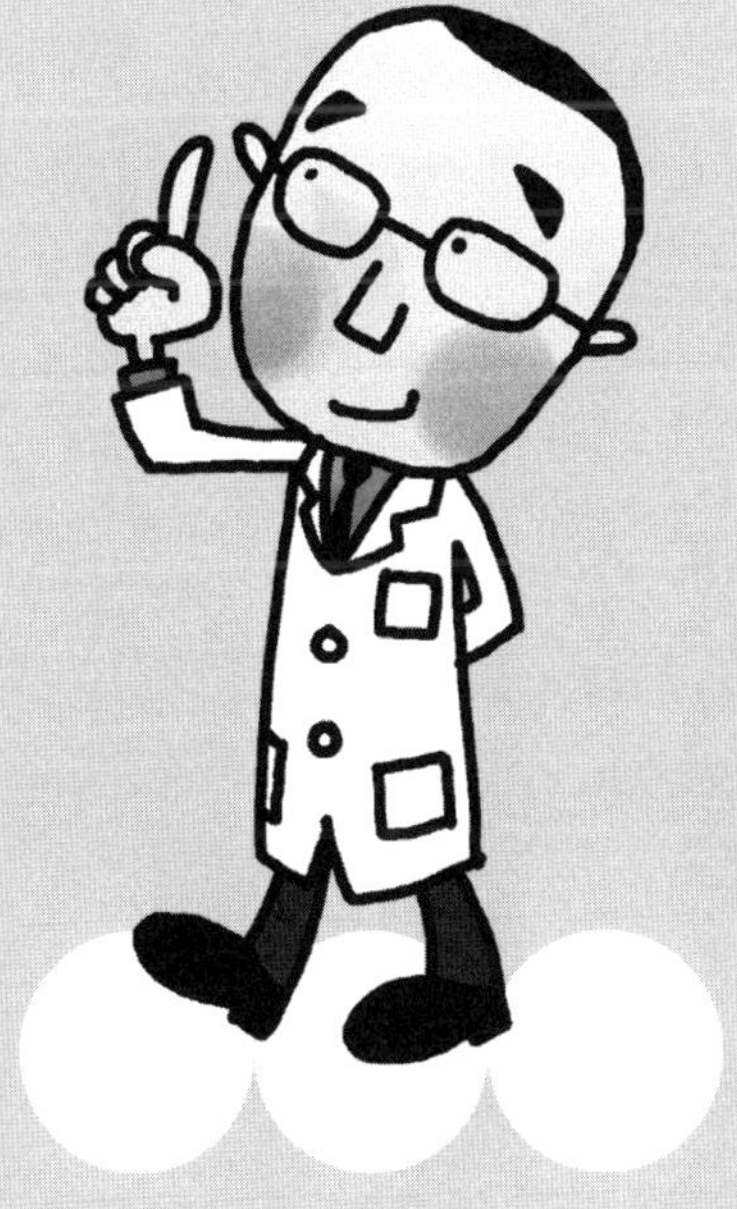

がんを知ろう

「がん」と聞いて、どう思いますか？　「怖い病気」「近づきたくないし、話を聞きたくもない」「うつるんじゃないの？」「かかったらもう終わりだ」など、いろいろなイメージがありますよね。

がんの患者さんに近づいたからといって、うつることはありません。昔は不治の病だったがんですが、医学の進歩で今は治る確率も高くなってきています。もし自分あるいは自分の大事な人が、不幸にしてがんにかかってしまったとしても、間違った情報に踊らされることのない、しっかりとした賢い患者でいることが大切です。

がんに関係する言葉として「腫瘍《しゅよう》」「ポリープ」があり、それぞれ混乱して使われることがあります。腫瘍は、自分の細胞がうまく制御されず勝手に大きくなるもので、良性と悪性に分かれます。

悪性腫瘍は、違う場所に移動してそこで増える（いわゆる「転移」をする）性質があるものを言います。悪性腫瘍とがんは、ほぼ同じ意味で使われます。一方、転移せず、その場で増えるのが良性腫瘍です。「こぶ」や「しこり」となって周りを圧迫することがあるので、取り除いた方がよいと言われることがあります。完全に摘出できればそれで治ります。

ポリープは胃や大腸にできる腫瘍ですが、粘膜の細胞が袋状や茎をもつ塊として、大きくなったものです。転移することがないので基本的には良性ですが、ある程度大きくなると細胞の一部が変化して「悪性腫瘍＝がん」が発生する場合があります。

また、がんは転移する性質があるので、手術で完全に取ったつもりでいても、タンポポの種のように体の中の見えない場所に飛んでいきます。その「がんの種」が、肺とか肝臓とか、元からあった場所と違う場所にくっついてじっとしていることがあり、ある時期にそれが大きくなって転移として広がり、体に悪さをします。

がんの治療は手術だけでなく、放射線治療や抗がん剤などの薬による治療なども組み合わせて、しっかり治そうと計画します。抗がん剤は使いたくないと言う患者さんも多いのですが、医師の側も実はやりたくないと思っています。抗がん剤は患者さんに苦痛を与える治療なので、科学的根拠のある薬剤を、根拠のある量で使用する必要があります。

一人の医師が唱える思い込みの治療は、うまくいかないと思います。

（２０１８年４月11日）

芸能人のがん告白

名古屋の国民的アイドルグループ「ＳＫＥ48」の元メンバーで、タレントの矢方《やかた》美紀さんが、25歳の若さで乳がんと診断されて乳房切除術を受けたことを告白しました。詳細はわかりませんが、20代の独身女性が乳房切除術を選択する気持ちを考えると心が痛みます。早々にラジオの仕事に復帰したようですが、ぜひ無事ですごし、今後も活躍していただきたいと思います。

芸能人のがん発症告白は、国民の健康にとってよい面と悪い面があると思います。よい面は、がんという病気が決してひとごとではないことが意識される点です。年齢その他によって確率に違いはあるものの、収入や運動能力が高くても低くても、がんになる可能性は誰にもあります。芸能人発症のニュースが流れると、「そのがんは日本で増えているのか？」「がんとわかったら、どうしたらよいのか？」など、テレビや週刊誌などで連日紹介されます。

数年前、女優のアンジェリーナ・ジョリーさんが、「遺伝性乳がん卵巣がん症候群」で予防的に乳房及び卵巣を切除したことを告白しました。それまで専門家以外には知られていなかった、遺伝性のがんとその予防としての手術が、広く一般の方々にも紹介されたことで、乳がん診療の中で遺伝の問題は、治療法も含めて必ず説明することが当たり前となりました。

別のよい面としては、同じ病気で悩む人の力になることがあります。今まで周りに伝えられず、独りで病気の進行の恐怖と闘っていた方に、「がんを告白してもいいんだ」「社会から理解され、働き続けることができるんだ」というメッセージが伝わるのです。「彼女も頑張っているのだから、私もがんに負けないように頑張る」というような〝がんと闘う勇気〟を、多くの人に与えることにもなると思います。

一方、悪い面としては(これはよい面との合わせ鏡のようなものなのですが)、いたずらに恐怖感を抱かせてしまい、間違った情報が独り歩きすることが挙げられます。若い女性のがん検診には、メリットとデメリットがあることが伝わらず、医療機関に検診希望者が殺到することもありますし、科学的根拠のないデマが広がることもあります。

インターネットを検索すると、「がんを予防できるサプリメント」がこれでもかと出てきます。サプリメントは薬ではなく、あくまで食品。健康補助に役立つ程度に考え、過剰な期待は禁物です。値段が高ければそれだけ効果があるなどと思いがちですが、そんなことはあり得ません。だまされないように注意してほしいものです。

（2018年5月16日）

和食中心の薄味でがん予防

日本人の２人に１人が、生涯に一度はがんになると言われています。治療法が発達した現在でも、がんが１００パーセント治る保証はありません。それなら、なるべくがんにならない方策が必要ですよね。

毎日の生活で、とても大事なのが食事です。患者さんからもよく聞かれ、「なかなか調べても情報が少ないし、手に入れた情報も正しいのかどうかわからないので不安です」と言われます。がん治療中の食生活の情報はもちろんのこと、がんになりにくくするにはどうしたらよいかという情報も、ほとんどないですよね。

「この食事をとっていれば絶対大丈夫」という方法は、残念ながらありません。がん予防の観点で、食生活について科学的にわかっていることをお伝えします。日常生活の工夫で、なるべくがんにならないようにする方法を考えていきましょう。

食塩摂取量が非常に多い男性は、食塩摂取量が少ない男性と比較して、胃がんの発症リスクが約2倍高まることがわかっています。食塩の摂取が多すぎると、がんだけでなく、高血圧やそれに引き続く脳卒中、心臓病などとも深く関連することもわかっています。

野菜と果物の摂取で、がんの発症を抑えることができるというデータもあります。またキノコも、がんの予防効果があると言われており、ビタミン、ミネラル、βグルカンなどをバランスよくとれる食品だと思います。

ただし、健康のためと考えて、これらの成分が含まれたサプリメントを必要以上に大量摂取することは、むしろ有害なので注意してください。サプリメントは「健康補助食品」という、まさにその名前通りの位置づけとなります。

また、「酒は「百薬の長」と言います。ですから、適度な飲酒はがんの予防に役立つ、と言いたいところですが、残念ながらそのようなデータはありません。飲酒量は1日あたりビール大瓶1本以下、日本酒で言えば1合以下を目安に、節酒を心掛けましょう。大量の飲酒は有害で、むしろがんの発症につながると報告されています。

がんの発症はさまざまな因子が複雑に絡み合っているため、その予防効果が科学的に検証できるものはそれほど多くありません。医師としての私の印象になりますが、昔から言われている一汁三菜、和食中心の薄味の食事は、がん予防という面でも間違いなくよいと思います。食べすぎず、飲みすぎずのバランスが大事なのです。

（２０１８年6月13日）

受動喫煙防止に不可欠な条例制定

２０１６年の国民生活基礎調査によると、全国の成人喫煙率は19・8パーセント。年々低下していますが、それでもまだ医療関係者は、たばこをやめなさいと言い続けています。いったいなぜでしょうか?

たばこを吸っている人は、吸っていない人と比較して、がんや慢性呼吸器疾患になる率が高く、病気になる年齢も若い傾向にあります。喫煙者は「俺たちは税金をたくさん払っているのに」と声高に言われますが、吸わない人に比較してそれ以上に医療費を使用しており、社会保険料を消費しています。

医師は、自分の担当した患者さんに病気から回復してほしいと願っています。医師も人間です。その方の健康を必死で回復させたいと思っているのに、肝心の本人に禁煙に協力していただけないと、つい強い口調で非難してしまうこともあるかもしれません。

たばこは、本人への影響以上に、周りの人の健康に悪影響を与えることも問題です。子どもや体調のすぐれない方は、受動喫煙による影響を受けやすいと考えられます。望まない受動喫煙をなくすための活動は、至極当然のことでしょう。健康増進法の改正案が国会で審議中ですが、大切な人たちを守るしっかりとした法律を作っていただきたいと思います。

周辺への臭いの問題やたばこへの増税などを契機として、最近、加熱式たばこや電子たばこの愛好者が徐々に増えています。これらは、通常のたばこに比べて健康への悪影響が少ないと言われていますが、本当でしょうか？

現時点ではデータが少なく、健康面への影響の程度は正確に判定できていない、というのが正確なところだと思います。確かにタールの発生量は少ないのですが、ニコチンは同様に発生しますし、発生した水蒸気が周囲へどのような影響を及ぼすかは、まだわかっていません。たばこの健康被害は、長期間の影響も関連するため、統計学的な解析にもとづく結論には時間を要します。ですから、受動喫煙被害がないとは言い切れません。

改正健康増進法が成立しても、実際には飲食店の50パーセント以上が受動喫煙対策の対象外になると言われています。最近元気のなかった小池都知事ですが、東京都が独自に受動喫煙防止条例を制定し、五輪までに飲食店を幅広く対象にしたことはあっぱれです。

国ができないのであれば、条例制定という道もあります。患者さんや子どもの命を守るのは、みなさん一人ひとりの思いなのです。

（2018年7月11日）

より安全な医療システムを

東京の医療機関で複数の患者の肺がんが見逃され、少なくとも１人が死亡したとの報告がありました。画像診断を行ったにも関わらずがんが見逃された例も、関東の大学病院などで報告されています。残念ながら同じような事例は、全国の病院、診療所でも起きていると思います。

がんが存在しているのに、それを医師が見逃すなんてとんでもない――これが一般の方の印象でしょう。場合によっては、「そんな医師は、免許を持つ資格はない。すぐに辞めさせろ」などと考えるのではないでしょうか？

今はＣＴ検査の画質も格段によくなっています。主治医は、自分の専門領域であればしっかり見えるので、より時間をかけて丁寧に診断しようとします。

一方、専門外のところは、映っているのに目に入らないことも起こり得るのです。間違い探しクイズで、なんでこんな所に気づかないのか、というのに似ています。正直に言うと、私も自分の専門外のがんやその他の病気を見逃しそうになり、ハッとしたことが何度かあります。

このようなことを防ぐために、放射線科医が勤務している病院では、主治医とは別に放射線科医が画像の専門家として独自に読影《どくえい》し、その結果を報告書にまとめます。診療報酬が加わるためコストはかかりますが、専門外の領域の見逃しを防ぐためにはとても役立っています。

がん見落としの問題は患者の命に直結し、医師の研鑽《けんさん》不足の問題だけではすまされません。まずは主治医だけでなく、放射線科医が別の目で読影して報告書に残す。それを主治医がしっかり読んで理解し、確実に患者に伝える。これらは一つひとつチェックされ、救急などの緊急の状況を除き、例外なく行われる必要があると思います。

患者の診察をする以上、医師は研鑽を続けなければなりません。医師個人の力量の問題として片づけるのではなく、システムの不備として考えなければなりません。

たとえば車の運転です。安全運転が鉄則ですが、車にはさまざまな安全装置が用意されています。シフトレンジがパーキングでなければエンジンがかからない仕組み、シートベルト着用の警告、自動ブレーキシステムなど、大切な命を守るためには、こうした仕組みも必要ですよね。

患者さんの命を守るために、より安全な医療システムを構築することは、我々の責務だと思っています。ただ、そのためにコストや時間がかかることはご理解ください。

（2018年8月8日）

女性も働きやすい社会に

文部科学省の官僚に便宜を図ったとされる東京医大の入試で、さらにとんでもない問題が明らかとなりました。受験生にまったく説明もなく、女性だけ入学試験を一律減点していたというのです。

女性医師は出産、子育てなどを契機に離職する場合があります。「せっかく医者になったのに、なんで辞めるの？」と思われるかもしれませんが、それには医師の仕事ならではの特殊事情があります。医師は休日、夜間の出勤が必要となるケースが珍しくありません。当直業務も定期的に行っており、当直後の翌日に通常業務を行うことも普通です。

女性医師をサポートするシステムも、徐々に整ってきてはいます。当直、オンコール（自宅待機）の免除や、保育園のお迎えができるような短時間勤務など、以前に比べれば仕事が続けられるようになってきました。

しかしながら、まだまだ解決できない問題があります。保育園に預けている子どもの発熱など勤務中の緊急時、預け先として親や親族などに頼るケースが多く、勤務中の夫が対応することも難しいのが現状です。子どもの緊急時には、働いていても女性がなんとか対応するのが当たり前。働いている夫が対応することなど考えられない、というのが今の日本の実情だと思います。

出産、子育ての時期は、医師のキャリアにとっても非常に重要な時期です。キャリアや経験を男性と同様に積むことができれば、実力に男女差はありません。しかし、同期の男性医師に比べて勤務時間が少なくなれば、実力がつきづらくなる恐れもあります。

男性医師が出産、子育ての問題で悩むことは少なく、やむを得ず離職や休職する可能性があるのは女性医師がほとんどです。その際、すぐに医師の補充は困難なことから、現場に男性医師を望む声があることは否定できません。

しかし、そんな理由だけで、大学が単純に女性の合格者を制限するのは問題です。

経験豊富で実力のある女性医師が増えれば、男性医師が気づきにくいこまやかな対応が可能となり、患者にも大きなメリットになると思います。

これを医療界だけの問題と狭小化するのではなく、子育ては女性だけでなく、働いている男性も関わるという社会全体の認識が必要です。東京医大の一律女性減点は、日本の働き方の現状を反映した鏡です。子どもを育てやすくし、女性も働きやすい社会に変えていくことが今、問われています。

（２０１８年9月26日）

ニセもの注意「がん免疫療法」

久々にうれしいニュースが飛び込んできました。「PD－1分子」の発見などが評価され、京都大の本庶佑《ほんじょたすく》特別教授らにノーベル医学生理学賞の授与が決定しました。これがなぜ画期的なのか、簡単に説明しましょう。

我々の体には、病原菌などの悪者を排除する「免疫」という仕組みが備わっています。免疫には非常に激しい性質があり、間違いを起こすと自分の体を攻撃し、最悪の場合は個体全体が死滅してしまいます。そんなことにならないよう、免疫にはスイッチが入る機構と同時に、ブレーキを踏む機構も備わっています。

「がん」は体にとって悪者です。しかし、もともとは我々自身の細胞が変化したものなので、完全に異物と判断するのは困難です。免疫の機構でがん細胞を攻撃するのは「Tリンパ球」です。しかし、悪賢いがん細胞は、Tリンパ球の表面の「PD－1」

というブレーキを踏み、自分への攻撃力を弱めてしまうのです。

本庶先生は、ＰＤ－１のブレーキ機構を世界で初めて発見し、その後の研究で「オプジーボ（一般名・ニボルマブ）」と呼ばれる薬を開発しました。この薬はＰＤ－１のブレーキを解除する役割を果たすもので、Ｔリンパ球のがんに対する免疫作用を再び活性化する効果が、基礎実験で認められました。

皮膚がんの一種「メラノーマ（悪性黒色腫）」で効果が確認され、さらに肺がん、胃がんなど多くのがんでも、著しい効果があることが判明。厚生労働省も迅速に保険適用を拡大しました。本庶先生がＰＤ－１を発見したおかげで、多くのがん患者の命が救われました。まさにノーベル賞にふさわしいと思います。

一方、オプジーボは巨額の開発費がかかるため、高額な薬価による医療費の増加という問題も、社会に問いかけることになりました。がんに関わる費用の問題は、また別の機会に考えてみたいと思いますが、このニュースもあって、高額ながら効果が期待される新薬が登場したことが知られるようになりました。

ＰＤ－１に関連する薬剤はすべて、有効性が確認されたものだけが保険で使用可能となっています。しかし、インターネットで「がん免疫療法」を検索すると、治験の行われていない自由診療での免疫療法がたくさん出てきます。正直、詐欺まがいのものも見受けられます。

本庶先生が成し遂げた免疫療法を発展させ、多くの方にその恩恵を届けるためにも、偽物にだまされない仕組みづくりが必要とされています。

（２０１８年10月24日）

賢く利用したい機能性表示食品

親しい人、大切な人ががんになってしまったら、誰もが「何とかしてあげたい」と思うはずです。少しでも体によいものを教えてあげたい。できれば、がんに効くものを教えてあげたいですよね。

体によいとされているものはいろいろありますが、たとえば野菜スープやキノコなら、すぐに食品だとわかります。しかし、錠剤やカプセル、顆粒《かりゅう》になってしまうと、それが食品なのか薬なのか、よくわからないというのが、一般の方の認識ではないでしょうか。

たとえば薬局で買う薬。病院で出される「処方箋《せん》」が要らないものもありますが、医薬品として販売されているものはすべて、非常に厳格な過程を経て認可されています。具体的には、販売する企業の責任体制、製品の有効性・安全性、生産方法と管理体制などが、医薬品医療機器総合機構（ＰＭＤＡ）によってしっかりと審査されます。日本薬局方《ほう》（医薬品の規格基準書）に品質規格が収載されており、厚生労働大臣が定めて公示されたものとなります。

一方、健康食品には「特定保健用食品（トクホ）」と「機能性表示食品」があります。こちらは厚生労働省ではなく、消費者庁の管轄です。２０１５年から認められるようになった機能性表示食品は、最近、少しずつ数が増えてきました。ただ、まだ新しい概念なので、その概要を知らない人も多いようです。

国による安全性と機能性の審査が必要なトクホと違い、機能性表示食品は、事業者の責任で機能性の根拠を示せば表示することが可能です。つまり「病気にかかっていない人を対象とした食品」であり、そこに注意が必要です。

いろいろ細かいことを言うと、うるさいと感じられるかもしれませんが、命に関わることなのでいいかげんにはできません。過剰な広告によって、市場価値以上の高額な商品を知識のない市民に販売する可能性もあるので、やはりここは明確な表示が必要であると私は考えます。

医薬品は効用が期待できますが、副作用を伴う可能性があります。その取り扱いは厳格である必要があり、また高額なものもあります。一方、機能性表示食品は医薬品に比べて安価なことが多く、病気への直接の効果は期待できないものの、用量を守れば副作用が問題になることは、ほぼないと考えられます。

「がんに直接効果がある」といった過剰な期待はせず、あくまでも体の調子を整えるという観点から、賢く利用する必要があります。

（2018年11月21日）

がんの免疫に影響のある食事

患者さんから、食事に関する質問をされることがよくあります。

がん関連の学会では、薬の効き目や副作用に関する討議はするのですが、食事に関する報告は決して多くありません。食事や栄養が大事であることは、医師はみな知っているのですが、患者さんに説明できるほどの明確なエビデンス（医学的な証拠）はないのが現状です。

医学的に栄養が注目されているのは、手術前後の栄養管理です。食道がんなど体に負担がかかる手術の場合は特に重要で、栄養状態がよくないと、悪いところを切り取ったあとに残った食道と、つなげた胃や小腸などの消化管とが、うまくくっつかないこと（縫合不全）があります。

ほかにも肺炎が悪化してしまい、命に関わることもあります。私はもともと外科出身ですが、大きな手術をする外科医は、患者さんの栄養状態に敏感です。

栄養（食事）との関係では、免疫も注目されています。免疫の最前線は、体の内側にありながら外側にもつながっている腸です。乳酸菌などの生物としての菌が繁殖しているとても不思議な器官で、腸内フローラ（腸の中の花畑）とも呼ばれます。

その構成は、過敏性腸症候群、クローン病などの腸疾患やアレルギーなど、免疫に関わる病気と関連していることが、少しずつわかってきました。とはいえ、がんの進展や治療との関連については、まだまだエビデンスが十分とは言えません。

しかしながら、ノーベル医学生理学賞を受賞した本庶 佑《ほんじょたすく》先生の研究からも明らかなように、がんと免疫は深く関わっているはずです。乳がん患者とそうでない人の腸内フローラは、再現性をもって違いが認められたという報告もあります。米国では、研究に巨額の予算が投じられており、がん免疫との関連が科学的に証明される日も、そう遠くはないかもしれません。

ある種の乳酸菌を摂取することで腸内細菌が整えられ、それが治療に結びつけば理想ですが、ことはそれほど単純ではありません。善玉菌を取り入れればがんが治る、というものは、残念ながら今のところありません。

塩分や高脂肪食と、がんの発生に関するエビデンスも、少しずつ積み重なってきました。現時点では、「がんを抑えたり白血球を増やしたりする食事」は明言できませんが、バランスのよい食事で腸内フローラを整えることは、直接的ではないにせよ、がんに対する免疫的な影響を与えていると思います。

（２０１８年12月19日）

急ぎたい子どもへのがん教育

２０１７年に始まった第3期の「がん対策推進基本計画」には、「国はがん教育の充実に努める必要がある」と明記されています。大人にも難しいがんを、なぜ子どもに教える必要があるのでしょうか？　その理由は三つあります。

いちばん重要な一つめの理由は、がんが命に関わる病気であるからです。どんな病気なのか、どうすれば少しでもならずにすむのか、なってしまったらどうしたらよいのかという情報は、一度くらい聞く機会があってよいと思います。

まだ多感な成長期に「死」に関わる話はどうなのかという意見は、確かにそのとおりです。ただ、命に関わるとは言え、今やがんは「不治の病」ではありません。配慮をしっかりとしたうえで正しい知識を教えることにより、むしろ過剰に恐れたり侮《あなど》ったりすることがなくなると思います。

二つめは、子どもに対するがん教育は、親の世代に対するがん対策としても非常に大きな力になり得るからです。

子どもにがんの話をする時、私は必ずたばこの害の話をします。がんとたばこの強い相関関係を説明することで、その子が将来、喫煙しない大人になってもらえればと願っています。同時に、大切な人をがんで失わないために、家族にたばこをやめてもらうよう、家で話し合うことを勧めています。自分の子どもからお願いされれば、たばこをやめる大人も増えると思うのです。

三つめは、がん教育は社会全体に影響を与えることができる点です。飲食店のアルバイトで働く際、受動喫煙防止について当事者としての意識が芽生えることが期待できますし、がん検診の積極的な受診にもつながるはずです。

大事な方ががんになった場合にどうすべきなのか。もし死が迫った場合、どうするのが自分らしいのか――。もっとも大事なことであるにも関わらず、タブーとされてきたことも、家族や社会で真剣に話し合うことができるようになるかもしれません。

がんをどのように避け、闘い、受容していくのか、医療の保険制度やインフラ整備などについても、社会全体で考えることができるようになると思います。

がん対策への効果が期待される「がん教育」ですが、現在、最大の問題が解決されていません。教える人が足りないのです。忙しい医師が対応するのは難しいことも承知していますが、消防署が立ち会う避難訓練がいざという時に有効なように、「がん教育」も体制を整備していかなければならないと思っています。

（2019年1月30日）

「全国がん登録」による北海道の特徴

がんは日本で1981年以降、ずっと死因の1位を継続しており、残念ながらその割合は減少していません。がんの死亡者を減らすには、まず状況を正確に知り、状況に応じた対策が必要です。

がん対策を考えるうえでの基本的な統計情報は「がん登録」です。私は「北海道がん診療連携協議会がん登録部会長」も兼任させていただいています。非常に地道な作業ですが、多くの方が大変な労力で精度管理をしてきました。

以前は各都道府県で「地域がん登録」が行われてきました。しかし、すべての病院が参加しておらず、調査の精度にも差があるのが実態でした。

2016年に始まった「全国がん登録」では、がんと診断されたすべての人のデータを集計しています。居住地域に関わらず、全国どこの医療機関で診断を受けても、また、たとえば診断されてから治療で別の県の医療機関に移動したとしても、保健所や市町村の協力ですべてを照合し、管理できるようにしています。

そのデータが今年、公表されました。推定ではない、ほぼ正確な日本のがん罹患《りかん》率が、初めて発表されたのです。今回の報告結果を分析することで、全国と比較した北海道の特徴が明らかとなりました。罹患率で見ると、胃がんはあまり高くなく、肺がん、乳がん、大腸がんなどが高いことがわかりました。

胃がんの罹患リスクが、高い傾向にあるのは東北地方です。東北と北海道は地域的に近いものの、食生活を含む生活習慣には違いがあると言われます。胃がんは塩分摂取の高い地域に多く、大腸がんは脂肪摂取の高い地域に多いという特徴があります。

また、北海道の肺がん罹患率が高いことは、喫煙率が男女ともに全国平均よりかなり高いことと、強く関連していると考えざるを得ません。がん予防には食生活の管理とたばこ対策が重要で、喫煙率の低減、正しい食生活の推奨などが必要なことは明らかです。

全国がん登録では、個人情報を含む高度で重要な情報を扱うため、データは極めて慎重に管理しており、故意に流出させた場合は法律で罰則が規定されています。

がん登録は医療者だけが使うものではなく、市民、患者にも必要なものです。精度管理をしっかり行い、市民の方が利用できるようにわかりやすくデータを公表する努力を続けていきたいと思います。

（２０１９年2月27日）

ＡＹＡ世代のがん患者に希望を

東京オリンピックでの活躍が期待されていた女子競泳の池江璃花子選手が、白血病と診断されたとの報道がありました。日本国中が驚き、誰もが「なぜ彼女が……」と思ったことと思います。

がんは一般的に、加齢に関係する病気と言われます。日本人の発症頻度が高い胃がんや肺がんも、発症することが多いのは高齢者です。一方、数はそれほど多くありませんが、「小児がん」と言われるものもあり、小児科や小児外科などで対応します。

池江選手の18歳という年齢は、通常はがんと無縁の年代のはずです。15歳から30歳代までの思春期・若年成人期は、あらゆる病気にかかりにくい年代で、「Adolescent and Young Adult（ＡＹＡ《アヤ》）世代」と呼びます。

しかし、この「ＡＹＡ世代」でもがんを発症することがあります。さらに、小児科の時期でもなく、通常の成人期でもないことから、専門家の数が少ないという問題点が指摘されています。いわゆる「希少がん」の扱いとなり、どこで治療すべきか、情報を得にくいのです。

ＡＹＡ世代は、就学、就職、恋愛、結婚、子育てなど、人生の大きな変化を経験する時期でもあります。多感な思春期・若年成人期の心理的ストレス、生活や将来に対する不安なども少なくありません。

しかし、がんを発症すればどうしても治療に重点が置かれるため、そうした問題への配慮が後回しになる可能性があります。同じような病気にかかる人が少なく、患者同士が話し合い、情報交換することも難しい状況です。

池江選手が患《わずら》った白血病は、ＡＹＡ世代のがんの中でも頻度が高いと言われています。白血病は、腫瘍《しゅよう》細胞が血液中に異常に増える病気で、血液細胞が担う「免疫」「酸素の運搬」「止血」などの働きに障害が出ます。白血病細胞の違いにより「リンパ性」と「骨髄性」に分類され、その進行の仕方により「急性」と「慢性」に分けられます。

かつては不治の病と言われた白血病ですが、今は化学療法、放射線治療に加えて、新たな分子標的薬もたくさん出てきており、完治される方も増えてきました。

池江選手がどのタイプの白血病で、どんな治療が行われているかはわかりません。いずれにせよ、しっかりと治療され、元気な姿でわれわれの前に戻ってきて、ＡＹＡ世代のがんの方々にも希望を与えてほしいと願っています。

（２０１９年3月27日）

期待される、がんゲノム医療

昨年（２０１８年）３月に閣議決定された「第３期がん対策推進基本計画」では、具体的施策の中にがん医療の充実が記載されており、いちばん最初に「がんゲノム医療」がリストアップされています。

今までは「肺がん」と診断されれば、医師は肺がんに効く可能性の高い薬を順番に使って治療してきました。しかしながら、肺がんという診断は同じでも、がんが発生した原因の遺伝子変化が違うと、効果が期待できる薬剤も違ってきます。

医学の進歩で、患者さんから得られたがんの組織からＤＮＡの情報を抽出し、「遺伝子パネル」と言われる方法で、一度に１００以上の遺伝子の変化を分析できるようになりました。この結果に基づき、効果が期待できる薬剤を優先的に使用するのが、「がんゲノム医療」です。

ゲノム医療ではさらに、抗がん剤などによって起こり得る副作用なども予測できることがあります。「お酒を飲んだ時に赤くなるかどうか」といった体質は、遺伝情報を分析すればわかることがあり、それに似ています。治療効果が同じであれば、副作用が出にくい薬剤を優先的に使うことができます。

厚生労働省は、全国に11の「がんゲノム医療中核拠点病院」を指定しています。この中核拠点病院と、実際に患者さんを診療している連携病院とで、がんの検体や臨床情報を共有し、1人に対して１００以上の遺伝子変化情報の分析・解釈を行います。

その際、内科、外科、婦人科などの縦割りではなく、診療科横断的に適切な治療法や治験などの情報を提示し、必要に応じて遺伝カウンセリングなど患者への支援も行うことになっています。

遺伝子パネル検査は現在、保険適用に向けて急速に準備が整えられてきています。患者さん個々のがんに、理論的根拠に基づいた「オーダーメイド」の治療方針が立てられる可能性があるので、がん医療に関わる人たちは大きな期待を持っています。

しかし現状では、この検査によって有効な治療に結びつく可能性は1割程度と、決して精度は高くないのが実態です。基礎研究や臨床研究、それらに参加する患者さんが一体となって、より有効な治療法を開発していく必要があります。

患者さんを含めたチーム医療がしっかりと構築され、ゲノム医療から得られた有効な治療の恩恵を享受できれば、がんによって亡くなる方も少なくなるはずです。

（2019年5月8日）

国民皆保険と超高額薬

従来の治療では効果がなくなり、その後の経過も悪い、特殊なタイプの白血病などに効果が期待できる治療法（ＣＡＲ－Ｔ療法）が、公的保険に適用されることになりました。治療する患者さんから免疫細胞（Ｔ細胞）を採取し、体外で遺伝子を導入してこの白血病を攻撃できるように改変。それをまた体に戻し、免疫の力でがんを制御する方法です。

この方法は継続的な治療を必要とせず、一度で完結すると言われています。「サイトカイン放出症候群」など、やや重篤な副作用が出る可能性もありますが、効果が認められる可能性は50～80パーセントと、非常に高いと言われています。

とはいえ、治療費は約３３００万円。この薬はなぜ、こんなにも高額なのでしょうか？　確かに「薬」と考えると驚く金額です。しかし、科学研究などの「高度な技術にかかる値段」と考えれば、どうでしょうか。薬の範疇《はんちゅう》に分類されますが、実際は遺伝子治療であり、移植医療であり、免疫治療でもあるのです。

国や専門家が議論し、日本でも使える治療として決定されたのには、ほかにも理由があります。対象となる患者さんにＡＹＡ（思春期・若年成人）世代の方が多く、ほかに有効な治療法がない中で、この方法で命が助かる可能性が出てくるからです。患者、家族、医療従事者がみな、たとえ超高額薬であってもこの治療法を使ってみたい、と考えるのもうなずけます。

今回の治療は特殊なタイプの白血病に限定されるため、対象となる患者さんはそれほど多くありません。そのため、現在の制度のもとでも、何とか保険適用されることになりました。近年の薬剤開発費はどんどん高額になってきており、今後、使用可能な新薬は、今回の治療薬ほどではないかもしれませんが、高額となるのは間違いありません。

登場する薬の多くが、３割の自己負担では月数十万円を超えると予想され、新薬を使う方全員が高額医療の対象となるかもしれません。そうなると、保険料で支えられてきた国民皆保険体制は、間違いなく崩壊すると思われます。「一人の生命は地球より重い」というのは、ある意味正しいことだと思います。しかし、公共の福祉を考えて、どの程度の費用であれば治療として成り立つのかを検討する時期に来ていると思います。

国民皆保険は素晴らしい制度ですが、このような治療効果が期待される超高額薬の登場は、我々の将来を考える分岐点を提示しているのかもしれません。

（２０１９年６月５日）

食事と散歩で骨粗鬆症リスクを低減

みなさん、骨ってどんなものだと思いますか？　棒状の固いカルシウムの塊が足や腰を支えている、というイメージでしょうか。

上肢や下肢を構成する細長い骨「長管骨《ちょうかんこつ》」は、成長期に長く大きくなりますが、成人するともう長さは変わりません。死んだとまでは言えませんが、ずっと休んでいる組織、という印象を学生時代の私は持っていました。

医師になって骨について勉強してみると、このイメージはまったくの間違いでした。骨は成長が完了した成人でも、常に新しいものに置き換わっているのです。血液からカルシウムを取り込む「骨芽《こつが》細胞」が新たに骨を作り、一方で古い骨を溶かす「破骨《はこつ》細胞」の働きで血液中にカルシウムが放出されます。このバランスが崩れ、骨芽細胞よりも破骨細胞の勢いが増した状態が、骨が弱くなって骨折しやすくなる

「骨粗鬆症《こつそしょうしょう》」です。

骨粗鬆症かどうかを診断するには、骨の中に骨塩《こつえん》（カルシウムやリン）がどれだけあるのかを測定することがとても重要です。骨の中の骨塩の割合を、骨密度と言います。骨密度が低いと、尻もちや転んで手をつくなど、ちょっとしたことで骨折しやすくなります。背骨の骨折が繰り返されると腰が曲がってしまい、生活にも大きな支障が出ます。

骨粗鬆症にならないためには、どうしたらよいのでしょう。閉経後の女性は、女性ホルモンの分泌が低下して破骨細胞が活性化し、骨粗鬆症が進行すると言われています。女性ホルモンを補充すれば発症のリスクは減らせますが、逆に乳がんのリスクが若干上昇するため悩ましいところです。

それ以外の対策として、生活習慣の改善があります。その一つが食事です。日本人の食事摂取基準では、成人女性はカルシウムを１日６５０ミリグラム取ることが推奨されています。カルシウムは牛乳など乳製品のほか、緑黄色野菜や海藻類に多く含まれます。小魚やひじきの煮物などでも、カルシウムは補給できます。

カルシウムの腸からの吸収を高めるには、ビタミンDを併せて取る必要があります。ビタミンDはサケやマグロなど魚にも含まれていますが、実は適度な日光浴が、体内でビタミンDを効率的に合成するのです。短時間で結構ですので、日光の下での散歩を習慣化することが、骨を強くし骨粗鬆症による骨折を防ぐのに、とても役立ちます。

病院や薬に頼らなくてもできる日常習慣の改善で、骨粗鬆症になるリスクを少しでも減らしましょう。

（2019年7月3日）

考えたい専門医制度

病気で受診先を探す時、信頼できる病院はどこか気になったことはありませんか？　我々医師や病院職員たちも、得意とする技術を広くアピールしたいと思ってはいるのですが、実は一般の業種と違って、病院は医療法で広告内容を厳しく制限されているのです。

病院の広告は、診療科、医師名、住所、診療時間などが主で、どれも似たようなスタイルですよね。何か高い物を買う時、インターネットの比較サイトや商品カタログを参考に決める方は多いと思います。ところが、がんなど命に関わる病気を診療する医療機関の選択は、買い物よりもっと重要なことにも関わらず、一般の方が参照できる情報は本当に少ないのです。

そんな中で「特定の病気の専門医がいるか」という情報は、厚生労働省から例外として広告することが許可されています。しかし今、その専門医制度のあり方が、医学界で大変な議論となっているのです。

一般の方にはあまり知られていませんが、広告可能な専門医は、基本となる領域とそれに基づくサブスペシャルティ領域の2階建て構造になっています。みなさんがかかる可能性の高い肺がん、胃がん、大腸がん、乳がん、白血病などを診療する医師は、外科もしくは内科学会に入会しています。たとえば私は、日本乳癌《がん》学会から認定された広告可能な乳腺専門医ですが、基礎として日本外科学会の外科専門医を取得しています。

今まで専門医は、学会がそれぞれ独自に認定・更新制度を決めていました。そのため、学会によってどの程度熟達したら認定されるかに差があることが問題視されたのです。このような観点から、専門医の認定と養成プログラムの評価・認定を統一的に行う「日本専門医機構」という組織が作られ、２０１８年に新たな専門医制度案が提言されました。

もちろん評価基準の統一も重要なのですが、必要とされる研修事項はサブスペシャルティによってそれぞれ異なります。すでに認定されている専門医と養成した認定機関、医局の存在する大学病院とそれ以外の病院、首都圏と地方との格差……さまざまなひずみが露呈し、一部学会と専門医機構の対立も表面化。新制度への移行のめどはまだ立っていません。

私も日本乳癌学会で、この制度を検討する委員会に属して議論しています。国民に信頼できる医療を提供するための専門医制度。前途は多難ですが、医療の広告が制限されている中、客観的な目安を国民に伝えるシステムづくりは、重要なことだと感じています。

（2019年9月4日）

美智子さまの乳がん手術

上皇后《じょうこうごう》美智子さまに乳がんが見つかり、先日、東大病院で手術を受けられた、との報道がありました。無事退院され、多くの方が安堵《あんど》されたことと思います。

この報道からは色々なことがわかります。80歳を超えられた上皇后さまが乳がんになられた事実から、ご高齢の方であっても乳がんにかかる可能性があることは広く伝わったでしょう。また、胸にしこりが見つかったのが7月初旬で、手術を受けられたのが2カ月後の9月であったことも、とても重要です。

乳がんが見つかった患者さんの心配な気持ちはとてもよくわかりますが、すぐに手術を、と急ぐ必要はありません。むしろしっかり検査し、適切な手術について主治医と十分話し合うことの方が大事です。

余裕をもって手術を受けても、決して手遅れにはなりません。手術前に抗がん剤治療などを行う場合を除き、見つかってから数カ月以内に手術をすることが、妥当な範囲だと思います。

入院期間の短さに驚かれた方も多いでしょう。一般に乳がん手術は高齢の方でも負担が少なく、術後の回復は早いのです。全身が弱っている方でなければ、手術を勧められた場合、年齢を理由に避ける必要はないと思います。

執筆の時点で術後の治療が必要かは伝えられていませんが、今回選ばれた乳房温存手術の場合、放射線治療とホルモン療法などの薬物治療が必要になることが多くなっています。高齢者にこのような標準治療をすべきかについては、乳がん診療のガイドラインでも意見が確立していません。高齢者は併発疾患も多く、術後治療による有害事象の発生頻度が変わらなくても、症状が重篤になる可能性があります。ケース・バイ・ケースのため、とても悩む場合があります。

「高齢者のがんは進行が遅いので、治療は軽めでよい」と言う声があるのも事実です。しかし年齢だけでくるのは難しく、個人差は極めて大きいと思います。生理機能が保たれている方は高齢でも十分治療に耐えられますし、治療による再発予防効果は若い方と比べても差がないとの報告もあります。高齢者のがん治療こそ、専門医の腕の見せどころなのかもしれません。

現在の日本では、乳がん罹患《りかん》率は上昇を続け、高齢者のがん患者もとても増えています。標準治療を理解した医師が、患者さんや家族と十分に話し合い、お互いに納得した治療を選択する時代になってきています。

（２０１９年10月２日）

1社独占の人工乳房、保険診療の落し穴

国民の健康と安全のため、日本の保険診療は適用される薬品や医療機器に確実な有効性を求めており、それ自体はとても素晴らしいことです。一方、そのために認可製品の供給元が限られており、訴訟リスクや経済的問題などで供給が止まると、代替品がない場合は、それまでできた医療が突然ストップする不確実性もあります。乳がん治療で起きた、最近の事例をご紹介します。

乳がんは、がんの広がりの程度によっては乳房の全摘が必要となります。年齢に関係なく、乳房の喪失は患者にとって大きなダメージとなることがあります。この解決方法の一つが乳房再建術です。

乳房の再建には、患者自身のおなかや背中の筋肉や脂肪組織を移動して乳房を形成する方法（自家組織法）と、切除した乳房とほぼ同じボリュームの人工物を使っ

て再建する方法（人工乳房法）があります。

自家組織法は自分の体の組織を用いるので、温かく柔らかい乳房を形成でき、反対側の乳房の形に合わせた自然な形状の乳房の作成も可能です。欠点は長時間の高難度の手術が必要なことで、摘出部分にも大きな侵襲《しんしゅう》（生体への負担）が加わります。一方、シリコーン製インプラントなどを用いた人工乳房法では、自然に下垂した乳房の形成はやや困難を伴いますが、手術時間が短く侵襲が小さいという利点があります。

２０１３年、日本でシリコーン製インプラントが保険適用されると、乳房全摘術と同時に再建も行う「１次再建」と呼ばれる方法を選ぶ方が増え、侵襲度などの観点から多くが人工乳房法で行われてきました。この方法は多くの患者さんを助け、行動範囲を広げた印象があります。

ただ、日本では保険適用での人工乳房は１社独占で、他社製の人工乳房は認められていませんでした。そんな中、この供給がこの夏、突然止まったのです。

近年、海外で人工乳房手術を受けた方の中に、まれな合併症としてブレスト・インプラント関連未分化大細胞型リンパ腫（ＢＩＡ－ＡＬＣＬ）という、乳がんとはまったく別のがんが発生することが知られてきました。これが、日本で供給されているものと同じタイプの人工乳房で起きていたのです。

今年７月24日、米国の厚生労働省にあたるＦＤＡの指導を機に、この会社は全世界で人工乳房の自主回収（リコール）を決定。全国の病院で人工乳房を用いた再建術ができなくなり、多くの患者さんを落胆させました。現行の保険診療の仕組みでは、こうしたことも起こり得るのです。

（２０１９年11月６日）

両立させたい、がん治療と社会生活

「がん」は2人に1人がかかる可能性があり、人ごとではなく自分のこととして考えなければならないものです。命に関わることがある重い疾患ではありますが、働き盛りの方が治療を受けながら仕事を続けられることが望ましいのは確かです。

　では日本の社会で、治療と職業生活の両立支援を行う環境が整備できているかといえば、まったく不十分であると言わざるを得ないのが現状です。それはなぜなのか、考えてみました。

　理由の一つは、手術や抗がん剤などがんに対する治療はとても大変なので、受けている間に働くのは不可能なのでは、という世間や患者自身の思い込みです。実際、治療によっては入院を必要とし、その間、通勤ができなくなることがあるのは事実です。

しかし、がんと診断された人の離職時期を調べると、実は治療開始後より開始前に離職した人の方が多いことがわかりました。命に関わる病気なので治療に専念するのが当然、との考え方が一般的なのかもしれません。患者の側にも、がんと診断されたことを職場で話したくない、哀れみや好奇の目で見られたくない、という思いがあるのかもしれません。

近年、医療技術の進歩で、がん患者の生存率は明らかに向上しています。しかし、治療を継続するためには治療費を支払い続ける必要があり、それには闘病と職業生活の両立が不可欠です。現状では、いったん離職された方が新しい仕事につくのはとても難しく、お金が足りないために治療を継続できなくなる不幸な事態も起きています。

厚生労働省も、がん患者の就労継続に向けて対策を行っています。休職からスムーズに復職できるよう、時間単位の有給休暇制度や短時間勤務制度など柔軟な対応を企業に指導しています。しかし、がん治療をしながら働く人がそれほど多くない現状を考えると、労働者側だけでなく雇用者側もどう接すべきか迷っているようです。

「がんは人ごと」と考える世間の意識が、治療と職業生活の両立を難しくしています。治療に必要な期間、配慮してほしいこと、病気に関する情報をどこまで開示可能とするかなどを患者自身がはっきり主張することも、治療を続けながら働くためには必要となります。

がんについて国民が深く知り、「困った時はお互いさま」と考えられるようになれば、職場でもがん治療をしながら働いている方を自然にサポートできるようになるでしょう。それが最終的には、国民全体の幸せにつながると思っています。

（２０１９年12月４日）

凶弾に倒れた中村哲医師を悼《いた》む

昨年末、とても悲しいニュースが届きました。アフガニスタンで長年、人道支援活動を続けてきた中村哲《てつ》医師が、警護の方全員と共に凶弾に倒れたのです。

私は20年前、中村先生の講演を拝聴し、大変な衝撃を覚えました。凡人である私は彼のような選択はできず、臨床医として歩むだけでしたが、先生の言葉は「医師の本懐とは何か」を考えさせ、私の心の奥底に染み入りました。私の専門はがん医療ですが、どうしても中村先生のお話を伝えたくて筆を執りました。

中村先生がパキスタンでハンセン病治療などを始めたのは、1984年のことです。その後、アフガン難民の窮状を知り、活動をアフガニスタンの山岳地帯へと移していきます。何もない山中にテントを立てて臨時病院を開設すると、うわさを聞きつけた患者が山を越えて訪れ、診察を受けるため列を作った、と言います。

物資が不十分な状況で、手元の道具でできる最善の医療を考え工夫する――まさに医療の原点です。しかし彼はそこで、感染症や栄養不良で亡くなる方を減らすためには、白衣で行う医療だけでは十分でないと気づくのです。

先生は自ら重機を操って井戸を掘り、灌漑《かんがい》水路を造ることを始めました。清潔な水を引き、食料確保のため農地を開拓しました。講演のスライドでその様子を拝見し、感動で涙が出そうになったことを覚えています。

当時から部族間の争いなどによる銃撃事件もあったそうですが、最低限の防御を行い、敵意を示さないことが結局は安全につながる、とおっしゃっていました。9・11や米軍のタリバン攻撃などを機に中東情勢は大きく揺れ動きましたが、中村先生はアフガンの人々のためにたゆまず支援を続けてきました。

こうした活動には多額の資金が必要となります。中村先生は、日本に帰国された際には積極的に講演を行い、寄付を集めていました。スーパードクターでありスーパー活動家、スーパー営業マンでもあったのです。功名心を超えた、実践を伴う愛にあふれたその姿は、会った人の心を必ずとりこにしました。

先生は我々が世界に誇れる、本当に素晴らしい日本人でした。医師として、人間として本当に尊敬できる方を失った悲しみは、今も消えません。今回の悲報をきっかけに、中村先生の活動を知った方も少なくないことでしょう。先生が生涯をかけたアフガニスタンでの業績を、一人でも多くの方に知ってほしいと思います。

先生の木訥《ぼくとつ》とした語り口を、私は決して忘れないでしょう。

（２０２０年１月15日）

日ごろから自分の乳房に関心を

がんで命を落とさないためには、もちろん、がんにかからないのが一番です。このコラムでも以前、たばこの害について解説し、また薄味の和食中心の食事などをお勧めしてきました。

しかし、どんな対策を取っても、がんを完全に防ぐことはできません。ではどうすればよいのでしょうか？　我々にできることは、できるだけ早めにがんを発見することです。

私の専門である乳がんで早期発見に有効な方法は、40歳以上の女性が対象の「マンモグラフィ検診」です。症状がなくても、2年に1回定期的に受けることが推奨されています。しかしながらこのマンモグラフィ、撮影時に機器で乳房を挟むのが痛い、とすこぶる評判が悪いのです。

マンモグラフィは簡単に言うと乳房のX線写真です。脂肪は黒っぽく、乳腺組織はやや白っぽく写り、がんは乳腺組織より若干濃い白色に写ることが多くあります。X線写真は立体的な3次元の体を平面の2次元に写すため、厚みがあると透過度の差がぼけてしまい、乳腺組織とがんの違いが検出できなくなります。乳房の厚みを減らすのはそのためで、検出のために必要なX線も少なくてすみます。

「マンモグラフィは痛いので、エコー（超音波）検査だけで乳がん検診をしたい」という声はよく聞きます。しかし現時点で、エコー検査が乳がんの死亡率減少に効果があることは証明されていません。治療する必要のない、いわゆる「がんもどき」のような病変や、悪性と紛らわしい良性病変が多く見つかることがわかっています。

40歳以降の女性には、死亡率減少効果が認められているマンモグラフィを受けずに、超音波だけで乳がん検診をすることはお勧めできません。撮影1回の被曝《ひばく》量は0・1ミリシーベルトぐらいで、2年に1回の検診で体への悪影響を考える必要はまったくないと思います。

そして、マンモグラフィ検診の対象とならない40歳未満の方や、検診を定期的に受けられている方にも、実践してほしいことがあります。それは「ブレスト・アウェアネス」、つまり自分の乳房の状態に日ごろから関心をもち、見て、触って、チェックすることを繰り返してほしいのです。

検診は、ある一瞬の乳房の状態を見ているにすぎません。これに対してブレスト・アウェアネスは、女性が以前の状態との変化を自覚することで、より適切な診療を受けることを可能にします。自分の健康を自分で守るため、覚えていただきたい言葉です。

（2020年2月26日）

ＰＣＲ検査と正しい知識

新型コロナウイルスが全世界を恐怖に陥れています。私も、姿の見えないものへの恐怖を初めて感じました。誰でも感染している人に近づきたくない一方、自分が感染したらできるだけ早く知りたい、と思われることでしょう。

今回、多くの方がＰＣＲ検査の存在を知ったことと思います。テレビでは出演者らが、「なぜ疑わしい人全員に、ＰＣＲ検査をしないのか」などと主張し、これらの声が大きくなったためか政府は保険適用を決めました。

しかしこのＰＣＲ検査は、今まで我々が健康診断で受けてきた血液検査などとはまったく違うものであることを知る必要があります。ＰＣＲの機械は衛生研究所だけでなく大学や研究機関にもありますが、私は、これらを全部使ってでも新型コロナ検査をすべきだ、とは思いません。

私たちは、たとえば血液検査の結果を見ては「コレステロール値が高い」「貧血気味だ」と一喜一憂します。そこに記された数値は、私たちの体の状態を相応の精度で反映したものです。ところがPCR検査は、生化学検査や血液検査など検体を直接測定する検査とはまるで異なります。

PCR検査について簡単に説明します。PCRとは「ポリメラーゼ連鎖反応」の略語で、細胞内に存在し「体の設計図」とも言われるデオキシリボ核酸（DNA）を人工的に増やす技術です。

新型コロナに対するPCR検査は、咽頭《いんとう》などのぬぐい液にある非常に微量のウイルスから変換したDNAを、40回くらい機械で繰り返し倍増させます。そしてDNAが2の40乗、約1兆倍に増えると、やっと新型コロナに感染しているかどうかが見える形で検出できるのです。1グラムのものをむりやり100万トンに増やしている、というイメージです。

たまたま採った検体に、ウイルスが含まれていないこともあり得るので、感染していても検査で陽性と出ない可能性は十分に考えられます。逆に、本来は感染していないのに誤って陽性と判定される、いわゆる偽陽性の確率も、他の検査と比べて高いのです。

「心配だから」という程度の患者を誰でも検査すると、感染しているのに陰性と出て安心して外を動き回ったり、逆に感染していない人が間違って隔離されたりする事態も起こり得ます。手間とお金がかかる割に、新型コロナの感染拡大防止につながらないということも起きかねません。

どのような方に検査をすべきかは、臨床医にとっても非常に難しい問題なのです。

（２０２０年3月25日）

糖尿病にコロナ重症化のリスク

我々の世代が子どものころからテレビで活躍されてきた、志村けんさんの訃報が届きました。最近は動物とふれあう番組で人気を博すなど、幅広い世代に愛されていた方だっただけに、本当に残念でなりません。

志村さんは愛煙家だったようですが、年齢や喫煙習慣のほかにも、新型コロナウイルス感染で重症化しやすい要因がわかってきました。その一つが糖尿病です。

体には働きをうまく保つため、血液の中の糖分（血糖）を一定範囲に調整する機能があります。食事をして糖分が腸から吸収されると、血糖は一時的に高くなりますが、膵臓《すいぞう》から分泌される「インスリン」という血糖を低下させるホルモンの働きで、正常な範囲内に収めます。糖尿病とは、インスリンがうまく働かないため血糖が高くなってしまう病気です。

血糖が高い状態が続くと、なぜ問題なのでしょう？　高い糖分が、時間をかけて全身の細胞の働きを徐々に壊していくからです。特に、血管のしなやかさをつかさどるコラーゲンという物質にダメージを与え、影響は太い血管より細い血管に顕著に現れます。具体的な器官としては、細い血管の働きが重要な腎臓や目の網膜などの機能が奪われます。

そして腎臓の障害が進むと人工透析が必要になり、網膜の血流が滞ると視力に障害が生じます。糖尿病とは、全身の細かな血管に障害が起きて細胞の機能が低下し、生体を維持するために必要な働きがうまくいかなくなってしまう病気なのです。

糖尿病患者は、感染症に一層の注意が必要です。免疫で病原体を排除する働きが弱まり、傷つけられた組織の回復機能も低下しているからです。そのため、新型コロナウイルスの感染でも重症化しやすいと言われています。

糖尿病は体質や遺伝で、なりやすさに違いのあることがわかってきましたが、程度の違いはあれども、誰もが糖尿病になる可能性はあります。インスリンは分泌されて効果が出るまで時間がかかるので、糖尿病でなくとも暴飲暴食や不規則な生活で血糖が高い間は、細胞に支障をきたす恐れがあります。血糖値の変動を少なくすることで、全身の細胞の機能は保たれます。免疫が働けば感染症にかかりにくくなりますし、がんの発生頻度も低くなると言われています。

新型コロナウイルスの感染予防には、手洗いやうがいももちろん大切です。その上で、感染しても重症化しないように生活習慣を見直し、規則正しい食生活と十分な睡眠を心掛けてほしいと思います。

（２０２０年４月22日）

難しいコロナ禍のケア

新型コロナウイルスは、我々の考え方を大きく変えてしまいました。北海道内の複数の病院や老健施設などでクラスターが発生し、多くの感染者が連日発表されています。我々の病院、北海道がんセンターでも原則面会禁止の方針で感染波及防止に取り組んできましたが、残念なことに院内感染が発生してしまいました。

恐怖を感じて、「北海道がんセンターは、きちんと対策ができていなかったのか？」と疑問や怒りを覚えた方も少なくなかったと思います。現時点で報告できる範囲で、この事態が起きた経緯についてご説明したいと思います。

当院のある病棟で、患者と複数の看護師に発熱が生じたことが始まりでした。PCR検査の結果、一度に4人が新型コロナウイルス感染の陽性と判定されました。濃厚接触が疑われた人を調べると、さらに多くの方の感染が判明。ウイルスは病棟内ですでに広がっていたのです。

陽性者が判明してすぐにゾーニングなどの処置を始め、定期の外来、入院なども停止しました。しかし、この病棟の患者さんや医療スタッフから、熱発、せきなどの症状を示す方が連日現れました。他病棟の検査も進めましたが、幸い感染の広がりは限定的でした。ただ、安全に診療を再開できる確証を得るまでには、大変時間がかかりました。

手術を予定していたり、当院で定期的に治療を受けていたりした患者さんには、治療の延期や他院への紹介などで大変なご迷惑をおかけしました。また一般の方々にも、感染拡大が自分に近づいているような恐怖感を与えてしまったと思います。本当に申し訳ないことだと思っています。

がん治療の専門施設である当院の目標は、がんの完治ですが、それが無理な場合でも、患者さんの貴重な時間をよりよいものにできるよう、医師だけでなく看護師、薬剤師、理学療法士などを含めたチームを作ってサポートしてきました。

しかしコロナウイルスは、その濃厚な絆の中に、ひっそりと入り込んだのです。

介護老人保健施設で起きたことも同じだと思います。人と人のふれあいが、このウイルスの大好物なのです。

我々は今まで、病気の方や老人ら弱者に対して、密接なケアをすべきだと考えてきました。今後「コロナとの共存」も視野に入る中、病院や介護施設のケアのあり方をこれからどうすべきか、我々は迷っています。

これは医療者や介護者の課題ですが、病気になる可能性のあるすべての人に関わる問題でもあります。社会的な議論が必要だと感じます。

（2020年6月3日）

知っておきたい免疫の仕組み

新型コロナウイルスの感染拡大は、世界を恐怖に陥《おとしい》れました。恐怖は得体が知れないほど膨張するもの。ここでは、街にあふれる免疫・抗原・抗体などの用語や、ウイルスが新型だと何が問題か、といった基本的なことを解説し、みなさんの恐怖をやわらげたいと思います。

免疫とは疫（病気、感染）を免《まぬが》れる力のことで、二段構えになっています。もともと体が備えている自然免疫は、皮膚や粘膜などを越えて体内に入ってきた病原体を食べるマクロファージと、ナチュラルキラー（ＮＫ）細胞という、自分とは異質なものを攻撃する細胞が主役です。

体内に侵入して死滅しなかった病原体は、マクロファージが食べて砕いてしまいますが、バラバラになった病原体の一部を、マクロファージはその表面に旗印として掲げます。この旗印が抗原です。抗原は病原体を小さく分解したうち、他の病原体とは違う特徴のある部分だけが選ばれて残るのです。

これに対し、普段我々が免疫という言葉で想像する働きを果たすのが、次に述べる獲得免疫です。主役はTリンパ球とBリンパ球。体内のTリンパ球は無限にタイプがあります。抗原が病原体の特徴を示す鍵だとすると、Tリンパ球は一つひとつが別々の鍵穴を持っているイメージです。マクロファージが掲げたある抗原（鍵）と、それに合うTリンパ球（鍵穴）がたまたま結びつくと、特定のウイルスなどを直接攻撃するTリンパ球がたくさん作られます。

一方、Bリンパ球も同じ抗原に反応し、その抗原にのみ結合し無毒化する物質、抗体をたくさん作ります。感染と闘ったTリンパ球や抗体は、次に同じ抗原が入った時に反応できるよう記憶細胞として残ります。これが獲得免疫の仕組みです。記憶のある病原体にはすぐ反応して制御できるので、重症化しないのです。

新型コロナは人類が出合ったことのないウイルスなので、ほとんどの人は獲得免疫がありません。これをやっつけるには、まずしっかり自然免疫を働かせて体内に抗原を取得し、それに対応する獲得免疫を作る必要があります。
抗原の有無を測定すれば感染しているかどうかは判定でき、抗体があれば感染の既往がわかります。ただやっかいなのは、獲得免疫の理論通り抗体を持っている人が、次に同じ新型コロナが侵入してきた場合、的確に排除できるかどうかがわかっていないことです。未解決の謎が解明され、コロナ禍の恐怖が克服される日が来ることを信じています。

（２０２０年７月１日）

疫病との闘いで薬剤師が力を発揮

処方箋《せん》に関する専門家は、みなさんご存じの薬剤師さんです。患者さんの立場からは、病院でお世話になる職種といえば医師と看護師が、まず思い浮かぶことでしょう。薬剤師さんはどちらかと言うと地味な存在です。でも、たとえば病院で抗がん剤の治療を受ける時、必要な量を適正な方法で調製するのは、薬剤師の仕事であることをご存じでしょうか？

病院では医師だけでなく看護師や薬剤師、他の職種を含めた多くの人々が、チームとして医療を提供しています。このような関係が病院で構築されていることは、一般の方々にはあまり知られていないように思います。

洋服で言えば、医師がデザイナーで薬剤師は仕立屋さんです。いくらデザインがよくても、しっかりとした仕立てができなければ素敵な服にはなりません。アパレルメーカーでは、時に仕立屋さんがデザイナーに「こうしたらもっとよくなりませんか」と逆提案をすることがあるそうですが、医師と薬剤師の関係も同じです。医師の目線では気づかないことは往々にしてあります。それぞれが専門家として信頼し合い、意見を出し合える関係、これが患者さんファーストのがん治療には必要です。

みなさんが薬剤師と言葉を交わすのは、薬局で病院が処方した薬を受け取ったり、市販の薬を選ぶのにアドバイスを受けたりする時だと思います。薬剤師が力を発揮するには、みなさんが過去に薬を使った際の情報がとても重要です。医師や看護師に病状を説明するのと同じように、今飲んでいる薬や過去に経験した副作用などを薬剤師にもしっかり説明するようにしてください。

使用中の薬との相互作用など、みなさんのお話は薬剤師を通じて医師らに情報が届きます。たとえ院外薬局の処方でも、疑問点などがあれば薬剤師から処方箋を作った医師に問い合わせる「疑義照会」という仕組みもあります。

新型コロナウイルス感染を克服するため、医療従事者を含む全世界の人々は有効な薬の出現を熱望しています。でも、アビガンとかレムデシビルとか、聞き慣れない名前の薬剤は遠い存在で、一般の方は「薬のことは医師にお任せするしかない」という印象をお持ちではないでしょうか。

薬剤師の役割と存在意義は、決して小さいものではありません。私たちの社会が、がんや未知の疫病などとの闘いに勝つためにも、薬剤師の活躍が今後大いに期待されます。

（2020年7月29日）

コロナ時代、医療現場の恐怖

6月から全国で続く新型コロナウイルス感染症の「第2波」が、なかなか収束しません。ただし、20代、30代の感染者が多いためか、第1波と比べて死亡者は減っています。

政府による今年4月の非常事態宣言によって、経済が壊滅的な打撃を受けたことから、「経済とのバランスを考えた方策を取るべきだ」と主張する経済の専門家や政府関係者がいる一方で、医療従事者からは対策を緩めるべきだと言う声をほとんど聞きません。これはなぜでしょうか？　私は、医療従事者にとって、新型コロナ感染に対する三つの恐怖があるからだと思っています。

第1に、自分が感染する恐怖です。読者のみなさんは日常的に「3密」を避ける対策を取られていると思いますが、医療従事者は職業上、一般の方よりも感染する可能性が高いのです。患者の治療に際して常に距離を保つことはできず、時には接触が必要となります。命に関わる急変患者を診療する時は、心臓マッサージや人工呼吸など、あらゆる救命手段を講じることになります。

コロナ感染に対して十分な防御ができなくとも、職業倫理上、救命をなおざりにすることはできません。実際、ソフトバンクが4万人を対象に行った抗体検査でも、医療従事者は抗体保有率が一般の方より著しく高いことが示されています。

第2に、自分がほかの人に感染させてしまう恐怖です。無症候や軽症の患者の場合、自分が感染しているとわからないことがあります。一方、医療従事者がケアする患者の多くは、新型コロナに対して重症ハイリスク群に属します。市中では散発的な感染でも、院内で広がると重症者が爆発的に増え、最悪の場合、亡くなる方も出てきます。また、家族に老人や病弱者がいるため、症状がなくても帰宅できない医療従事者も増えています。

第3に、職場がなくなってしまう恐怖です。新型コロナの入院者が増えると、病院では病床と対応する医療従事者の確保が必要となります。そのため、コロナ以外の医療を縮小せざるを得ず、経営は悪化します。コロナ診療を献身的に行った結果、経営が悪化した病院は少なくありません。これはスタッフの給与の減少、ひいては解雇にもつながりかねません。

これからの時代、我々はコロナと共に生きていく覚悟をしなければなりません。経営が苦しい病院への支援も、経済の改善なしに難しいことは確かですが、最前線の医療従事者が置かれた状況もご理解いただければと思います。

（2020年9月9日）

患者と未来の命を保険で救済

菅内閣が誕生し、新規政策として不妊治療の保険適用化が挙げられました。その背景と、がん治療に及ぼす影響について考えてみます。

現在、不妊治療で保険適用されているのは、排卵誘発剤などの薬物療法、卵管疎通障害に対する卵管通気法、卵管形成術、精管機能障害に対する精管形成術など、医学的な病名表記が可能な状況に限られます。今回、保険適用を検討されているのは、体外受精及び顕微授精と考えられます。厚生労働省はこれまで保険適用ではなく、給付上限金額を設定して助成してきました。

人口動態統計に基づく初婚年齢の推移を見ると、２０１９年には男性31歳・女性30歳と晩婚化が進み、第１子平均出産年齢も30歳を超えています。晩婚化によって自然妊娠の確率が下がることは大きな社会的問題です。生物学的状況を考えると、体外受精、顕微授精の保険適用はぜひ行うべきだと思います。しかし、それだけではは十分でありません。

不妊治療に保険が広く適用されれば、女性のがん治療にも福音となるでしょう。抗がん剤治療は吐き気や白血球が減るなどの副作用がしばしば問題となりますが、妊娠可能な年齢の女性ががん治療を行うと、卵巣機能が低下し、治療後もその回復が期待できないことがあります。従って、抗がん剤治療前に将来妊娠できる可能性がなくならないよう対処する（妊孕性《にんようせい》温存と言います）ことが大変重要です。

抗がん剤治療前の卵子の凍結保存や、パートナーがいる場合は顕微授精後の胚《はい》を凍結保存することで、抗がん剤治療などの後に妊娠が可能となる道筋を作れます。ただ、今回は卵子凍結、胚凍結保存については、保険適用されない可能性が高いと言われています。

がんと診断された女性が妊孕性を温存するには、医師と相談して治療を先延ばしし、非常に短い期間に多くの処置をしなければなりません。配偶者らの協力も必要です。その後のがん治療もあるので多額の費用が必要となり、もちろん凍結した卵子や胚の維持にも負担が生じます。今まで多くの患者さんが、妊孕性温存をあきらめて治療に専念してきました。

がんは命に関わる疾患であり、治療を遅らせるリスクを無視できないのは確かです。しかし、もし費用を理由に妊娠を諦めていたのであれば、それは医療者として申し訳ないと私は考えます。不妊治療への保険適用化は、さらに先へと進めるべき重要な国民的課題だと思います。

（２０２０年10月14日）

ワクチン接種、しないリスク

新型コロナウイルス感染が、また勢いを増してきました。我々に今できることは、「3密」（密閉空間・密集場所・密接場面）を避けて感染を防ぐことです。でも、それだけでは感染リスクを完全にはなくせないので、やはり新型コロナウイルスワクチンの一日も早い開発が望まれます。しかし、たとえワクチンが使用可能になっても、日本でどれだけ普及するか危惧されています。

最近、あるインターネットの調査で、全国の成人を対象に「新型コロナウイルスワクチンが使えるようになったらどうするか」と尋ねました。「様子を見て安全性が確認できたら使ってみたい」とする回答が全体の3分の2近くを占め、「すぐ使いたい」は1割程度。「副反応が心配なので使わないと思う」が2割強との結果でした。「コロナ感染は怖いが、ワクチンは副反応が心配なのですぐには打ちたくない」「もし誰かに副反応が出るようであれば使わない」と考える人は少なくないようです。しかし、ワクチンを使わなければ新型コロナの流行は、集団免疫が達成されるまで数年間続くと予想されています。

日本人がワクチン使用に対して非常に後ろ向きであることを示すのが、子宮頸《けい》がんをめぐる事例です。このがんは、ヒトパピローマウイルス（ＨＰＶ）感染が原因で、これに対応するＨＰＶワクチンが２０１３年４月に定期接種化され、公費で接種が受けられるようになりました。

しかし、ワクチン接種後の女性に、慢性的な痛みや運動機能障害など「多様な症状」が発生した例が広く報道され、社会問題となったのです。この影響で接種を自治体が積極的に勧めることは控えられ、接種率は激減しました。

のちに厚労省研究班の全国疫学調査で、ＨＰＶワクチン接種の有無によって「多様な症状」が出る頻度には有意な差がなかったことが示されましたが、現状では日本のＨＰＶワクチン摂取率は０・７パーセントにとどまっています。そのため、先進国ではＨＰＶワクチン接種で子宮頸《けい》がんによる死亡数が減少しましたが、日本ではいまだに増えています。
いずれ登場する新型コロナウイルスワクチンが、ＨＰＶワクチンと同じ轍《てつ》を踏まないようにするにはどうしたらよいでしょう？　重要なのは、正確かつ迅速な情報公開です。厚労省はことなかれ主義にならず、ワクチンを接種するリスクとしないリスクについて丁寧な説明に努めるべきです。また報道機関には、偏りなく情報をわかりやすく伝え続ける役割を期待します。

（２０２０年11月18日）

コロナ患者に有効なステロイド

新型コロナウイルスの感染や発症を予防するワクチンの開発で世界の製薬会社がしのぎを削り、成果が連日報告されています。以前の平穏な生活に戻るためには、安全なワクチンの一日も早い供給が欠かせません。

一方、ワクチンができたとしても、すぐに感染がおさまるわけではありません。病気にかかった人のため、治療薬は今後も必要です。

新薬の開発は通常、基礎研究を経て動物実験を行い、有効性と安全性が確認された薬剤が治験、すなわち人への投与へと進みます。治験開始後も安全性と投与量を決定する第Ⅰ相《だいいっそう》試験、治療効果を検証する第Ⅱ相試験、従来の治療と無作為のくじ引き（ランダム化）で比較する第Ⅲ相試験と段階を踏んで、従来の治療より優れているかを確認し、初めて治療薬として認められます。

開発は早くて5年、長いと10年以上かかることもあります。一から開発するプロセスでは、今回の新型コロナウイルスの流行に到底対応できません。そこで、過去に他の目的で認可された治療薬から、新型コロナに効果が期待される薬剤を使うことになったのです。

現在、日本で認められている新型コロナウイルスに対する治療薬は、エボラ出血熱のために開発された「レムデシビル」と、ステロイド剤「デキサメタゾン」です。感染拡大当初に大きな期待を寄せられた新型インフルエンザ治療薬「アビガン」は、まだ効果が確認されず適応されていません。それぞれ使用目的は違いますが、重症化を防ぐ有効性が最も確認されている薬はデキサメタゾンです。

新型コロナウイルス感染者はサイトカインストーム（免疫暴走状態）となり、ウイルスなどを攻撃する仕組みのアクセルが踏みっぱなしになることがあります。そのままにすると、健康な臓器も傷つくなどして死に至るため、ブレーキ役として機能するステロイド剤が治療薬に選ばれたのです。

欧米の感染拡大地域で、重症患者を対象にステロイド剤を使用した群と使用しない群で行われた臨床試験の結果、ステロイド剤使用群の20〜25パーセントに対し、人工呼吸器の装着や死亡に対するリスクを低減することが証明されました。

ステロイド剤の仲間は、湿疹やぜんそくなどの治療で広く使われています。多様な効果がある一方、「副作用が怖い」と勝手に減量したり中断したりする方がいるのは残念です。コロナの治療薬としてすぐれた効果が認められるように、ステロイドは必要な方が正しく使えば問題のない薬なのです。

（2020年12月16日）

「医療崩壊の危機」なぜ？

政府が1月、新型コロナウイルスの感染拡大で2度目の緊急事態宣言を出しました。人口に占める新規感染者の割合は、日本は米国や英国の数十分の一ですが、医療崩壊の危機が訴えられています。これはなぜなのでしょう。

医療従事者以外にはその状況がうまく伝わっていないと思われるので、私なりの解釈を述べたいと思います。

医師の人口比別では、日本は米国や英国より若干少ないですが、それほど大きな違いはありません。一方、病床の人口比別では、日本は比較的多いと言われるドイツの1・5倍、英国や米国の5倍近いのです。こうしたデータからみれば、欧米を上回る数の感染者が出ても対処できると思えます。しかし現状は、欧米よりはるかに少ない新規感染患者の発生数で、医療崩壊の危機が叫ばれているのです。

日本で重症化率が特に高いわけではありません。日本が現存する病床を有効に活用できれば、少なくとも欧米と同じぐらいの感染者数には対応できると考えますよね。しかし、それが日本ではできないのです。なぜでしょうか。それは入院に対する考え方が、欧米とはまったく違うからです。

たとえば、英国の王室のおめでたを伝えるニュースをご記憶でしょうか。王子の夫人や王女でも、出産翌日には赤ちゃんと一緒に報道陣の前に現れ、退院して帰宅します。日本ではあり得ません。

他の医療についても、入院期間は日本とは比較にならないほど短く、最低限の日数です。仮に毎日診療する必要があっても、場合によっては病院のそばのホテルを利用した外来治療で対応します。日本の手厚い医療システムと海外の状況は、まったく違うのです。

新型コロナ感染者を受け入れる病床数は、日本では一般病床全体の数パーセントにすぎないとも報告されており、「欧米と同じぐらいに増やせないのか」という議論がなされています。民間病院からも「もっと協力させてほしい」との声が上がっています。

しかし、冷静に考えてください。がんや心臓病などを代表とする命に関わる病気の発生率は、新型コロナが感染拡大する現在も変わりません。コロナ病床を増やせば、コロナ以外の病気の治療が不十分になり、今まで助けられた命を助けられなくなることが間違いなく起こるのです。

コロナ病床の大幅な増加にかじを切らねばならない事態になる前に、これ以上感染者を増やさない対策に全力を尽くすべきだと思います。


（2021年2月3日）

コロナワクチン、がん患者も接種を

私の所属する国立病院機構で、新型コロナウイルスワクチンの先行接種が始まりました。ワクチン接種をする集団の情報を登録し、接種後も効果や有害事象を追跡して観察する「コホート調査」に参加する職員が対象です。

高齢者や基礎疾患のある人など、新型コロナの重症化リスクが高い方々よりも先に接種を受けることには、少し申し訳ない気持ちもあります。とはいえ、ワクチンの安全性は国民的関心事です。接種後の体温の変化や副反応の発生率、さらにはもしコロナに感染した場合の重症度などの正確なデータが公表されることで、春以降に接種が実施される予定の方々にとっての安心材料になれば、と思います。

ワクチン接種が現実のものとなった今、多くのがん患者から「自分は接種して大丈夫か」と尋ねられます。ワクチンの一般的な副反応については公表されていますが、治療中だったり、以前にがんにかかったりした人への接種に関する情報は少ないのが現状です。今回はそれらについて説明します。

実は、抗がん剤などで治療を継続中の患者や、過去にがんにかかった人は、免疫反応が通常より少し低下している可能性があります。接種によって、ウイルスの侵入を阻止する中和抗体がどの程度できるか、またそれがどの程度維持されるかは、完全には解明されていません。しかし、そのような人こそ、新型コロナに感染した場合の重症化リスクが高い、とも言えます。

米国がん治療学会などは、がん患者でもワクチンの成分に対するアレルギーなどがなければ、接種を受けることを推奨しています。ただ、免疫の力でがんを治療する「免疫チェックポイント阻害薬」で化学療法中の患者については、免疫の状態にどう影響するか、データが不足しているのが実情です。主治医とよく相談して、接種のタイミングを見定める必要があるかもしれません。

短期的な副反応は明らかになっている新型コロナワクチンですが、長期的に本当に安全なのかと専門家に尋ねると、みな「それはわからない」と言います。しかし、今回違う技術で開発されたファイザー社、アストラゼネカ社どちらのワクチンも、理論的には接種後に長期的影響が残ることは極めて起こりにくいと思われます。
私は専門医として、がん患者や高齢者など新型コロナの重症化リスクの高い人には、ワクチンの接種を勧めたいと思います。

（2021年3月10日）

ワクチン2回接種、維持すべき理由

新型コロナウイルスワクチンについてイギリスなど欧米諸国で、2回目の接種を当初決められていた3、4週間隔よりも遅らせることができないかが検討されています。背景にはワクチン供給の遅れと感染拡大の制御をどう両立させるか、という課題があります。1回である程度、発症や重症化予防ができるのなら、より多い国民へのワクチン接種を急いだ方がよいのではないか、と議論されています。

私は、こうした海外の状況をもとに「ワクチンは1回だけで十分」「日本人は危険な副反応の頻度が高いので2回接種する必要はない」といった誤った認識が、我が国で広がることを懸念しています。自己判断で1回しか接種しなかったり、過剰に恐れて接種そのものをやめたりするのはぜひ避けてほしいと思います。

そもそも、なぜワクチンを2回接種するのでしょう？　2回目の接種は、免疫反応を強化し有効性を増強することが目的なのです。ファイザー社のワクチンでは、2回目接種から7日以降は新型コロナウイルス感染症の発症が95パーセント抑制され、ウイルス侵入を阻止する中和抗体が長期にわたって維持されることが臨床試験で判明しています。

一方、1回だけの接種では中和抗体が長く維持されるか不明で、所定の期間より間隔をあけて2回目を接種した場合も、計画通りに接種した時と同じ有効性増強が得られるとは限らない、とされています。

実は2回目の接種は、1回目よりも発熱や疲労感などの副反応の発生率が若干高くなることが報告されています。副反応はないに越したことはありませんが、ワクチンから作られたたんぱくが抗原となったことのあらわれとも考えられます。

私も2回目の接種で注射部位の反応がやや強く起きましたが、これはワクチンが効いて体がコロナウイルスに対する準備ができるよう変化した結果だ、とよい方向に考えるようにしています。

欧米諸国の感染状況は日本よりはるかに深刻です。2回目の接種を遅らせる試みは、効果が弱まる可能性を甘受して広い層にワクチンを接種するための、やむにやまれぬ手段なのです。そうした背景を解説せず現象だけを伝えるのは、大いに問題と思います。

多くの人々が、「早く接種対象者を広げてほしい」と願っているのは痛いほどわかります。しかし、ワクチンの効果を十分発揮させて感染拡大を未然に防ぐため、所定の方法での接種が望ましいことを改めて強調したいと思います。

（２０２１年４月７日）

〝病〟の功名？　オンライン初診が可能に

新型コロナウイルス感染症の収束が見通せません。当院では、今まで多くなかった「病院に行きたくないが、薬だけもらえないか」という問い合わせが大変増えました。この時世、病院に長時間滞在したくない患者さんの気持ちは十分理解できます。

医師法は第20条で、診察をしないで薬だけを処方することを禁止しています。しかし、患者の状況が安定していて主治医が対面診療を不要と判断した場合、厚生労働省に届け出をしていれば、対面診療の代わりに電話診療をしたうえで処方箋《せん》を発行することは、以前から認められていました。

処方箋を自宅の近所など患者さんが希望する薬局へ送り、そこで薬を受け取れるようにする仕組みです。近年さらに進んで、インターネットを利用して端末画面を通した問診や視診などをする「オンライン診療」が可能になりました。当院も最近、診療科を限って始めました。

オンライン診療のあり方は、厚労省の有識者会議などで長らく議論されてきました。患者から得られる情報が視覚と聴覚に限られるため、疾病の見落としや誤診を防ぐ必要があります。そのため当初は、初診については原則認めず、安定した再診患者に限って可能とされました。ただ現在は、コロナ感染拡大の影響を考慮して、時限的ですが、初診から電話やＩＴ機器を用いた診療で診断や処方（麻薬及び向精神薬を除く）をして差し支えないことになっています。

この措置がいつまで続くかはわかりませんが、容体が安定している患者さんに限っては、オンライン診療でまったく差し支えないという印象を私は受けました。病院で行わねばならない検査もあるため、完全移行はあり得ませんが、たとえばがん治療の過程で足腰の調子に不安を抱える方にとって、外来診療・入院診療・在宅診療にオンライン診療が加われば、受診のタイミングも含めて選択肢が大きく広がることになります。

私もそうですが、みなさんも「コロナ禍でよくなったことなど何もない」と感じておられると思います。ただ、今まで無理だと思われていたリモートワークも、コロナをきっかけに仕事のかたちとしてあり得ると多くの職場で認められ、外部との打ち合わせもウェブ面談で行われるようになってきています。オンライン診療もその流れに沿ったものです。

改善すべき点は少なくありませんが、医師にも患者にも便利な制度として発展することを願っています。

（2021年5月12日）

コロナ重症化を引き起こす白血球の血液型

国内での新型コロナウイルス感染症拡大は、まだまだ収束しそうにありません。国の緊急事態宣言が延長され、ウイルスはイギリスやインドなどで猛威を振るった感染力の高い変異株へと置き換わりつつあります。流行の中心も大阪、東京から北海道、九州、沖縄へと広がってきました。

感染を恐れる日々の長期化で国民にネガティブな感情が広がり、「コロナ疲れ」を覚える方も増えていると思います。しかし最近、明るい展望につながる発見が日本の研究者からもたらされました。

感染状況が厳しい中、限られた医療資源で救える命を少しでも多く増やすには、重症化リスクを正確に判定して適切な対応を取る必要があります。リスク判定は従来、イギリス型・インド型など感染したウイルスの遺伝子情報と、年齢や糖尿病・

がんなどの基礎疾患の有無といった感染者情報、胸部X線写真やCTなどの画像情報を総合して検討してきました。ただ、個々人の体質的な問題がコロナ感染の重症化に関連するかどうかは、今までよくわかってはいませんでした。

その解決の糸口となる論文が、日本のコロナ感染治療の最前線である国立国際医療研究センター病院（東京都）の研究者らによって発表されたのです。

日本人は血液型と性格の関わりを話題にするのを好みますが、実はいわゆる血液型は赤血球の一部の性質を表すものにすぎず、血液中でウイルスとの闘いの最前線に立つ白血球にも、HLA（ヒト白血球抗原）と呼ばれる「血液型」があるのです。

今回発表された論文は、HLAの型がコロナ重症化と関連していることを示すものでした。同病院で治療した軽症感染患者137人と重症感染患者53人のHLAを調べたところ、あるHLAの型を持っている人は他の型より2倍以上重症化しやすいことがわかった、と言うのです。

検証した数がまだ少ないため、さらに研究が必要ですが、今後は年齢や基礎疾患の有無に加え、HLAの型など遺伝学的情報も参照して重症化の可能性を勘案することで、リスクが高い人を集中的に治療したり、低リスクの人には安心して宿泊療養施設での経過観察を指示したりできるようになるかもしれません。

国内ではようやくワクチン接種も進んでいますが、多くの人の接種が完了するにはまだ時間がかかります。限りある病床や医療従事者を生かすためにも、重症化を未然に防ぐ技術の早い確立が待たれます。

（２０２１年６月９日）

新薬を認知症克服の第一歩に

日本の製薬会社エーザイと米製薬大手のバイオジェンが開発した、アルツハイマー型認知症の新薬「アデュカヌマブ」が6月、米国食品医薬品局（ＦＤＡ）に条件つきで製造販売を承認され、大きな話題となりました。この薬をめぐる評価はまだ確定していませんが、認知症の改善に光明が見えれば、がん治療にも大きな影響を与えるでしょう。

認知症は、年齢を重ねた人に生じる物忘れとはまったく違い、脳の神経細胞の破損などで、記憶や判断などの高次脳機能が持続的に低下する疾患です。物忘れをした本人には忘れた自覚がありますが、認知症は忘れたこと自体を忘れることも起こり得るため、周囲とのコミュニケーションがうまく取れずに、「自分は誤解されている」と不安や怒りを覚えることもあります。

認知症は直接の死因にはなりにくいのですが、日常生活や仕事に大きな支障をきたし、家族への影響も大きいため、がんや心疾患などとともに対策が急がれる重要な疾患です。我が国では高齢化の進展とともに患者も増え、現在65歳以上の15パーセントが認知症を患っていると言われています。この年代は、がん患者の多い世代でもあります。

認知症はがん治療成績を著しく悪化させます。第1の理由は診断が遅れることです。認知症患者は体の不調を正しく認識できず、うまく伝えられないため、がんが発見された時には病状が大変進んでいることも少なくありません。

次に、治療の意思決定の不明確さです。がんの治療方針は医師と本人、家族が話し合い、最終的には本人の意思を尊重することになります。しかし、認知症患者の選択が家族の意向と違う場合、医療者は患者本人が病状をわきまえて判断しているか迷ってしまい、リスクを伴う積極的な治療を回避してしまう例もあります。

最後の問題は、認知症患者には計画通りの治療が困難なことです。がん治療はドレーンや点滴チューブなどの管理が重要ですが、患者が引き抜いてしまうことがあります。正しく服薬できず、期待する治療効果が得られないこともあります。
新型コロナウイルスワクチンもそうですが、すぐれた薬剤の開発は多くの人に福音をもたらします。新薬「アデュカヌマブ」がすべてを解決することはあり得ないでしょうが、それでも今回の承認は認知症克服の第一歩だと思います。認知症とがんに苦しむ患者本人や家族の負担が軽減されることを、切に望みます。

（2021年7月7日）

がんのリスク下げる運動習慣

開催までさまざまな物議を醸した東京五輪も佳境を迎えました。五輪は単なる国際競技大会ではなく、4年に1度、平和を願って五大陸の人々が集う特別な機会。コロナ禍に苦しむ世界にとって有意義な大会になってほしいものです。今回は、運動が健康に及ぼす意義についてお話しします。

運動の強度を測るためのメッツと呼ばれる単位があり、身体活動が安静時の何倍になるかを表します。1メッツの運動量は20分の歩行や10分の階段昇降などに相当し、厚労省は18～64歳は1週間23メッツ、65歳以上では10メッツの運動を推奨しています。みなさんは達成できているでしょうか。

2019年の国民健康・栄養調査では、運動習慣（1回30分以上の運動を週2回以上・1年以上継続）がある人の割合は男性で33・4パーセント、女性で25・1パーセントでした。「運動習慣がない」人に改善の意思を尋ねたところ「関心はあるが改善するつもりはない」と答えた割合が最も高く、男性で31・2パーセント、女性は28・2パーセント。運動習慣定着の妨げについて選択肢から選んでもらう設問では、男女とも「仕事（家事・育児など）が忙しくて時間がない」が1位でした。

運動についてはしないよりはした方がよいのだろうが、自分とはあまり関係ないと考えている方が少なくないと思います。しかし、国立がん研究センターの研究では、少なくとも大腸がんにおいては身体活動が発生リスクを下げることはほぼ確実で、乳がんについてもリスクが下がる可能性が指摘されています。

定期的に運動を行い、身体状況を良好に保つことで、がんにかかっても手術や抗がん剤投与など体に負担がかかる治療に対応しやすくなるのです。定期的に運動をする人は、がんだけでなく心臓病のリスクも低くなることがわかっています。日本人の死因の1、2位を占めるがんと心臓病のリスクを減らすことは、確実に長寿につながります。

ただ、運動は始めるまでが億劫《おっくう》なのも事実。私もそうですが、「なかなかまとまった時間を取れない」方は多いでしょう。まずは普段の生活の中で、近い距離の買い物は車を使わず歩くとか、建物内の近い階の移動には階段を使うとか、メッツ量は小さくとも体を動かすよう心掛けることが大切です。

実際に体を動かすと、気持ちもすっきりするものです。運動量が減りがちな昨今ですが、テレビで見たアスリートたちの活躍をきっかけに、小さなことから始めてみませんか。

（2021年8月4日）

薬品生産に必要な国のリスク管理

スペインの工場で受託製造された、米モデルナ製の新型コロナウイルスワクチンの一部に異物が混入していたことが、先日、厚生労働省から発表されました。同じ製造工程で作られたワクチンの接種も、安全性が確認されるまで見合わせとなりました。

健康被害が確認されていない段階で、生産番号や接種に使用した地域を含めて発表されたのはよいことでした。ただ結果として、同じモデルナのワクチンを接種された方に不安が広がり、感染対策の重要な切り札であるワクチン接種のスケジュールにも、残念ながら影響が出そうです。

感染力の強いデルタ株の拡大でワクチン接種が急がれる中、精密に生産されていると考えられていた薬品にこんなことが起こるのか、と驚かれた方も多いと思います。このようなリコールに相当する事象は、実はワクチンだけでなく他の薬品でも起きています。

アメリカで製造されている、膵《すい》がんや乳がんなどの治療で使用される「ナブパクリタキセル」という抗がん剤が先月、製造工程の再評価が必要となり出荷が停止されました。10月中旬までは在庫があるので、急に使えなくなるわけではありませんが、わが国での利用者は約４万人と多いのです。

日本臨床腫瘍《しゅよう》学会などの関連学会は、この薬剤の使用は治療効果があるとして、継続中の患者さん、代替治療への切り替えが困難な患者さんを優先するよう声明を出しました。

近年の薬品開発には多額の費用がかかり、その中で日本の製薬企業の位置づけは相対的に低下しています。また、日本企業が開発した薬剤も、生産拠点は海外に置かれることが多くなってきています。

医薬品の製造、販売は厳しい審査が行われたうえで許可、承認されています。海外で製造される医薬品の精度は国内と同様に保たれて、海外生産だからといって安全性において国内に劣るものではありません。

しかし、このような国民の命に関わる大事な薬品の生産をすべて海外に依存してしまうのは、問題なしとは言えないと思います。

コロナ感染の初期、マスク生産を中国に大きく依存していたため、国内のマスクが一時的に不足したことは記憶に新しいでしょう。医療・医薬品の供給は、危機管理の課題だと考えます。むやみに国の管理が強まるのは好ましくありませんが、重要な薬剤には生産拠点や流通を含めた国のリスク管理が必要ではないでしょうか。


（2021年9月15日）

第2章

北海道 がんの話あれこれ

——その特徴と注意点

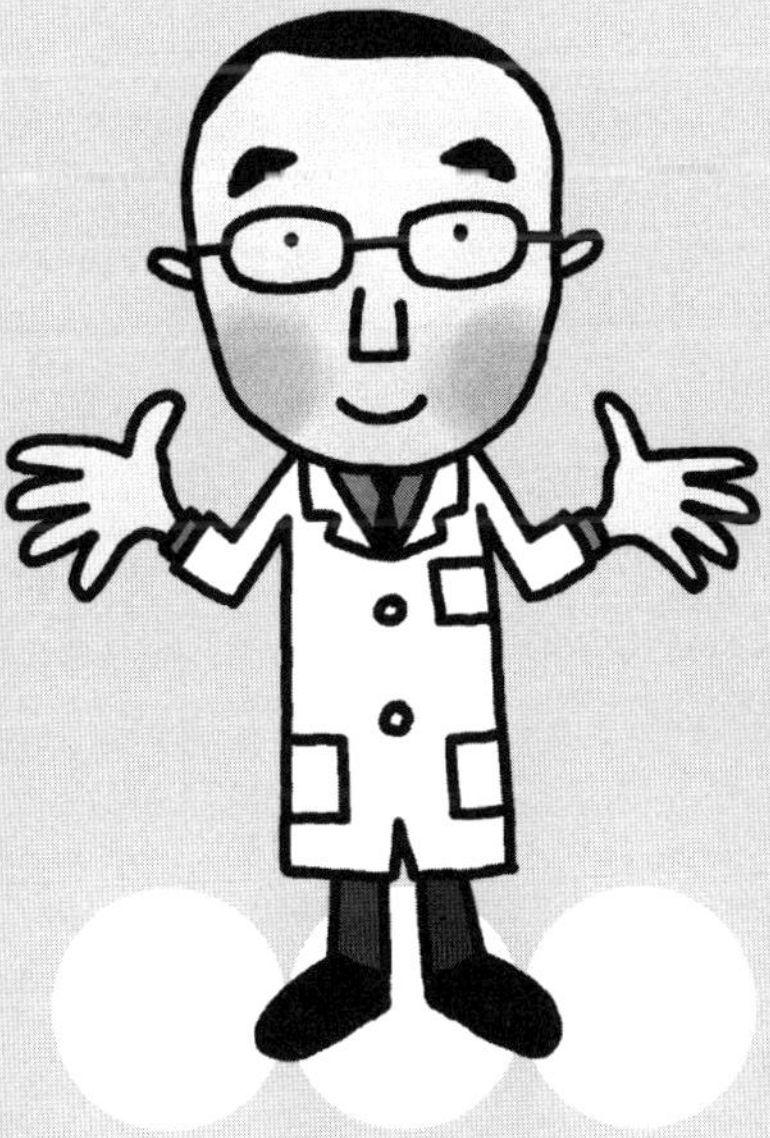

日本人の2人に1人は、一生涯のうちに何らかのがんにかかると言われています。

第2章では、そんなすべての人にとって身近な病気であるがんについて、〈北海道におけるがんの特徴〉や〈がんについての基礎知識〉を中心に、Q&A方式でご説明します。

また、私の専門である乳がんについては、最後により詳しくお話させていただきます。

1. 北海道のがん事情

Q1　北海道で特に発生率の高いがん、というものはあるのでしょうか。

A　実は、北海道で特徴的ながんがあるのです。それは「肺がん」です。発生率、死亡率ともに他の都府県と比べて明らかに高いことがわかっています。主な原因は、男女ともたばこの喫煙率が高いことにあると考えられます。特に女性は、他府県に比べほぼ2倍と、とても高い比率になっています。これは、女性が社会に進出して活発に活動する場面が多いからと言えるかもしれません。

また、「大腸がん」が多いのも特徴的です。これは食生活の欧米化が進み、外食やジャンクフード（即席めんやスナック菓子など、高カロリーで栄養価の低い食品）を食べる機会が増えたことから、油分・脂分の摂取量が多くなったことが要因の一つだと思われます。

さらに「乳がん」の発生率が、全国的に見るとかなり高いことも見逃せません。基本的に喫煙と食生活が大きく影響しているのですが、それに加えて酒量の多さも発がんリスクを高めることがわかっています。お酒の種類ではなくアルコール量で比較したところ、摂取量が多いほど乳がんになるリスクが高くなります。

1日のアルコール摂取量の目安としては、日本酒なら1合、ビールなら中ジョッキ1杯（500ミリリットル）、ワインならグラス2杯、というところです。それ以上の量を毎日連続して飲むと、発がんのリスクが高まると考えられます。

2．生活習慣とがん

Q2　がんを予防するためには、どのような生活習慣を心掛ければよいですか。

A　まず、声を大にして伝えたいのが、「喫煙習慣をやめましょう」ということです。喫煙は非常にハイリスクで、吸う人と吸わない人に大きな差が出ることがわかっています。まさに「百害あって一利なし」です。

喫煙により、肺がんのみならず、ほかのがんが発生する確率も高まります。煙の中には、細胞にダメージをもたらす成分があり、肺から血液を通して体中にその成分が行き渡ってしまいます。そのため、口や肺以外でがんを発症する可能性があり、あらゆるがんの原因にもなっているのです。

さらにたばこの煙は、肺の細胞を破壊するため、慢性の呼吸器障害を患う人が多く出ています。その結果、他のがんやその他の疾病で手術が必要となった場合、呼吸器障害によって大きな手術を受けられなくなってしまう恐れもあります。

また、受動喫煙も大きな問題と言えます。特に家庭内での受動喫煙により、子どもさんを含む家族の発がんリスクが高まる危険性をはらんでいます。現在、小学校などで「がん教育」が始められていますが、子どもたちにがんの怖さを知ってもらうことで、子どもから親に対してがんになる可能性の高い生活習慣の害を伝え、その危険性を広く知らしめる効果が期待されています。

また、海外では公共の場で喫煙することは、マナー違反とされています。空港や駅はもちろん、食事を提供する店でもほとんど喫煙はできません。それに対して日本は、喫煙へのリスク認識がまだまだ低いように思います。過日、北海道議会に喫煙室を、公費（つまり税金）を使って設置する動きがあって問題となりました。たばこによる地方税の税収額が大きいこともあり、財務体質の弱い北海道ではそれに依存する部分も少なくありません。そのため、強く反対できないのかもしれませんが、がん治療にあたる医者の立場からすれば、「言語道断《ごんごどうだん》」と言うしかありません。

Q3　喫煙習慣のほか、気をつけるべき生活習慣はありますか。

A　やはり食生活でしょうね。特に、油分・脂分の摂取量が多い食生活は見直してほしいですね。食物繊維を多く摂取するなど、バランスの取れた食生活を心掛けることが大切です。生活の欧米化のすべてが悪いわけではありませんが、ジャンクフードを食べる機会が増えたこととの影響と言えるでしょう。

その結果、戦中・戦後の食糧難の時代から、高度経済成長に入って食生活が劇的に変化する中で育ったいまの70代の方々が、現在のがん患者の中心年齢層となっています。今後は、高度経済成長期に育った世代（私もその一人ですが）を中心に、さらにがん患者が増える可能性が高まると思われます。そのためにも、もっと和食のよさを見直し、食生活を改善したいものです。

その反面、乳製品を多く摂取するとがんになる、と思われている方が多いようで、よくそのような質問を受けます。しかし、乳製品自体が体に悪さをすることがないことは、研究の結果からわかっています。

どの食材でもそうですが、過剰に摂りすぎることは避けたいわけですが、意識的に乳製品を避ける必要はないと思います。これまでのところ、がんの原因と特定された食品は、明確に存在していないのです。

食品中に含まれ、発がん性がある、または疑われている物質には、カビ毒の一種であるアフラトキシンＢ１、肉や魚などの焼き焦げに含まれるヘテロサイクリックアミン、ジャガイモなど炭水化物を多く含む食品を油で揚げるなど、高温で加熱した場合に生成されるアクリルアミドなどがあります（「東京都福祉保健局」ウェブサイトより）。

Q4　「ストレスは万病のもと」と言われますが、がんにも影響はありますか。

A　ストレスとがんの直接的な関係性は、その数値化が難しいことから明確な研究結果は出ていません。しかし、私の個人的な印象では、体全体のバランスを崩すことで発がんリスクが高まると感じています。

「ストレスによる睡眠不足」と「睡眠不足とがん」には、それぞれ関連があると言われています。ストレスが直接、がんに影響を及ぼすことは証明されていません。しかし、三段論法で考えると、ストレスも大いに関係すると言って差し支えないと思います。

ストレスによって睡眠不足になることで、生活のリズムが崩れ、自律神経のバランスに悪影響を及ぼすため、それががんの発生につながる可能性があります。ストレスを減らして睡眠をしっかりとることで、免疫力を高めるよう意識しましょう。

Q5　女性固有の問題に「月経」があります。その影響について教えてください。

A　昔に比べて、月経の始まる時期は早まり、閉経の時期は遅くなっていることから、女性にとって月経と付き合う年月は伸びています。これは、妊娠や出産の機会が昔に比べて少なくなったことも一因となっています。

月経によるホルモンのゆらぎ（変動）は、女性の体にとても大きな負担がかかります。このように体への負担が長く続くようになったことが、乳がんの発生率を押し上げている理由の一つと考えられます。

Q6　男性では「前立腺がん」が急増していると聞きました。

A　膀胱の下にある前立腺は、男性だけにある臓器です。近年、男性が患うがんの罹患数としてトップに迫っており、数年後には一番になると予測されています。これは、高齢化に加え、食生活やストレスの影響で、ホルモンバランスが崩れたことが要因の一つと思われます。

また、胃がんの原因となるピロリ菌の検査技術が確立し、除菌技術が進歩したことで胃がんの罹患数が減ったことも、前立腺がんが目立ってきた要因の一つと言えます。

Q7　運動不足とがんに、関係性はあるのでしょうか。

A　乳がんの場合、定期的な運動をすることで発がんリスクを低下できることがわかっています。激しい運動は不要で、1日10～20分程度の散歩やジョギングで十分効果があります。無理をせずに続けられる運動をする習慣をつけて、運動不足を解消してほしいですね。

Q8　がんの予防に効果があるとされる、高額なサプリメントを飲んでいる人もいます。本当に効果はあるのでしょうか。

A　一度、がんにかかると、再発を恐れて何かにすがりたくなる気持ちは理解できます。しかし、「がんに効く」という言葉を信じてはいけません。がんを予防するためのサプリメントは、医学的に存在しないからです。

普段、摂取する栄養分のバランスを整えるための服用なら問題はないので、すぎた期待はせず、費用の面も無理をしない程度に利用してほしいですね。

3．遺伝・免疫力・NK細胞について

Q9　がんと遺伝の関係性について教えてください。

A　がんに対する遺伝の影響については、近年、かなりわかってきました。特に詳しくわかったのは、乳がんと卵巣がんについてです。乳がんや卵巣がんの患者さんの約1割は遺伝性で、BRCA1またはBRCA2遺伝子のどちらかに変異が確認されることが多いのです。

BRCA遺伝子のどちらか一方に変異があると、異常のあるBRCA1タンパク質またはBRCA2タンパク質が作られ、DNAに生じた変異をうまく修復できなくなり、がんが発生しやすくなります。こうしたリスク遺伝子を持つ人は、男女とも全人口の5パーセント程度に見られます。少ないながら、男性にも乳がんが発症するのは、BRCA遺伝子の影響による可能性があります。また、外国人と日本人

のリスク遺伝子の割合に、差はないこともわかってきました。

また、「ゲノム（遺伝情報）検査」によって、がん組織の中の遺伝子の変化を検査し、遺伝子変異を明らかにすることで、一人ひとりの体質や病状に合わせて治療を行うことも可能になってきました。

さらに、遺伝によるリスクを回避するため、乳がんや卵巣がんの場合は、リスクの高い部位を予防的に手術することが行われています。米国の映画女優、アンジェリーナ・ジョリーさんは、乳がん及び卵巣がんに罹患しやすいＢＲＣＡ１遺伝子変異を持つことから、２０１３年にリスク低減両側乳房切除術を、２０１５年にはリスク低減両側卵巣卵管摘出術を行いました。このような予防的手術も、現在は行われるようになっています。

親ががんを患ったことのある人は、その要因が、遺伝や環境（食生活などの生活環境）で受け継がれる可能性を持ちますが、関連性はまだ明確になっていません。しかし、がんのリスクはあるわけですから、自主的にがん検診を受けるなどの予防を心掛けてほしいと思います。

Q10　新型コロナウイルスも含めて、個々の免疫力の向上が大切と聞きます。免疫力を上げれば、がん発症の抑制にも効果があるのでしょうか。

A　私自身、以前はそれほど免疫力を意識していませんでした。しかし、最近は抵抗力や免疫力を高めることで、がんなどの病気から体を守る効果が期待できると考えるようになりました。普段から睡眠時間を確保することでストレスを軽減し、バランスのとれた食生活や軽い運動を心掛けることで、免疫にもよい結果をもたらす可能性があると思います。

免疫力をアップできれば、がんになりにくく、かかっても治りやすいことが期待できます。他人との関係性が薄まり、孤立が進んだとも言われるコロナ禍の中で、孤独という名のストレスによって、今後、世界中でがん患者が増加しないかと危惧しています。

Q11　NK（ナチュラルキラー）細胞とはなんですか。

A　白血球の中には、免疫に強く関係するリンパ球があり、次の3つのタイプがあります。

B細胞（Bリンパ球）　病原体が侵入してくると、抗体を生成。

T細胞（Tリンパ球）　過去に侵入したことのある病原体を記憶し、素早く対応することで排除する。

NK（ナチュラルキラー）細胞　初めて入ってきた病原体でも、体に悪いと判断すれば、病原体に感染した細胞を攻撃する（がんの排除など）。

ＮＫ細胞は、免疫力が上がると活性化して、がんなどを取り除く機能が高まります。活性が高くなれば、がんにかかりにくくなり、たとえかかったとしても症状を軽くします。また、笑うことでＮＫ細胞が増えるとも言われていますが、これもストレス解消など精神面でよい効果が期待できるためかもしれません。

4．がん検診の受け方

Q12　がんの予防には検診が大切と聞きました。がん検診の受け方について、アドバイスしてください。

A　がん予防のために、がん検診はとても大切です。現在、日本においてがんは死亡原因の第1位です。しかし、診断（画像診断の技術が大きく向上しました）と治療の進歩によって、早期発見、早期治療が可能になってきたがんも少なくありません。それだけに、定期的な検診をみなさんに勧めています。

ひと口にがん検診と言っても、以下の2タイプに大きく分けられます。

一つは「対策型がん検診」です。「胃がん」「子宮頸《けい》がん」「肺がん」「乳がん」「大腸がん」の5種類のがんに対して、公共的な予防対策として行われています。検診の目的が集団全体の「死亡率減少」であることから、有効性が証明されているがん検診を利用し、利益が不利益を上回ることを基本条件に行っています。

これに該当するのが、市区町村など公的機関が、国の指針に従って計画的に行う住民検診です。乳がんを例に挙げると、40歳以上の女性は2年に一度、マンモグラフィ検査を受けることが推奨されています。

１４０ページに示した「対策型がん検診」の表にある年齢と検診間隔は、検診による利益（がん死亡率の減少効果）が確認され、検診による不利益（死に至らないがんの発見や検診による偶発症の発生など）が最も小さくなることを考慮して設定されたものです。

もう一つは「任意型がん検診」です。目的はがんをいち早く発見し、初期段階のうちに治療することにあります。症状のない人が対象で、ターゲットとする病気を早期発見するために行います。典型的な例としては、医療機関や検診機関が行う人間ドックが挙げられます。

受診形態はさまざまで、検診方法の選択や精度の問題もありますが、個々の受診者に対応するため、がんを早期発見できることが最大のメリットと言えます。とはいえ、１００パーセント発見できるわけではなく、不要な検査や治療を行ってしまう可能性もあるなど、デメリットもあります。

任意型がん検診は、早期発見のメリットこそありますが、社会全体の死亡率は減らないという側面もあり、また医療費の高騰につながっている可能性も指摘されています。

「がん検診」という言葉自体はそれぞれ同じですが、目的が異なるので、賢く選ぶことが必要です。しかしながら、まず受診すべきは「対策型がん検診」です。全国一律の検査とされていますが、予算が厳しく検診を行わない地方自治体もあり、今後の課題となっています。

１４１ページの表「対策型がん検診と任意型がん検診の比較」に、それぞれの特徴やメリット・デメリットをまとめましたので、ご一読ください。

対策型がん検診

がん検診の種類	検診方法	対象年齢	検診間隔
胃がん検診	問診、胃X線検査（バリウム）または胃内視鏡検査	50歳以上 ※胃部X線検査は40歳以上に対し実施可	2年に1回 ※胃部X線検査は毎年実施可
大腸がん検診	問診、便潜血検査	40歳以上	毎年
肺がん検診	質問（問診）、胸部X線検査、喀痰細胞診（対象該当者）	40歳以上	毎年
乳がん検診	問診及び乳房エックス線検査（マンモグラフィ）※視診、触診は推奨しない	40歳以上	2年に1回
子宮頸がん検診	問診、視診、細胞診、内診、必要に応じてコルポスコープ検査	20歳以上	2年に1回

＊日本医師会公式ウェブサイト「知っておきたいがん検診」(https://www.med.or.jp/forest/gankenshin/what/type/) より引用

対策型がん検診と任意型がん検診の比較

検診分類	対策型がん検診（住民検診型） Population-based screening	任意型がん検診（人間ドック型） Opportunistic screening
基本条件	当該がんの死亡率を下げることを目的として、公共政策として行うがん検診	対策型がん検診以外のもの
検診対象者	検診対象として特定された集団構成員の全員（一定の年齢範囲の住民など）。ただし、無症状であること。症状があり、診療の対象となる者は該当しない	定義されない。ただし、無症状であること。症状があり、診療の対象となる者は該当しない
検診方法	当該がんの死亡率減少効果が確立している方法を実施する	当該がんの死亡率減少効果が確立している方法が選択されることが望ましい
利益と不利益	利益と不利益のバランスを考慮する。利益が不利益を上回り、不利益を最小化する	検診提供者が適切な情報を提供したうえで、個人のレベルで判断する
具体例	健康増進事業による市区町村の住民対象のがん検診（特定の検診施設や検診車による集団方式と、検診実施主体が認定した個別の医療機関で実施する個別方式がある）	検診機関や医療機関で行う人間ドックや総合健診 保険者が福利厚生を目的として提供する人間ドック

*国立がん研究センターがん対策研究所 公式ウェブサイト（http://canscreen.ncc.go.jp/kangae/kangae7.html）「対策型検診と任意型検診」表4「対策型がん検診と任意型がん検診」を引用、一部改変

5．がん治療の判断、セカンドオピニオンなど

Q13　悪性のがんと良性のがんの違いを教えてください。また、がんには、放っておいても自然に治るものがあると聞きました。手術による治療を行う基準はどこにあるのでしょうか。

A　腫瘍には「悪性」と「良性」のものがあり、〝悪性の腫瘍〟をがんと呼びます。ですから、がんはすべて悪性で、〝良性のがん〟というものは存在しません。そのため、がんが見つかった場合、治療をせずに様子を見ることはまずありません。

たとえば、がんがすでに見つかっているのに「1年ほど、様子を見ましょう」となった場合、1年後に転移が見つかる可能性があるわけで、こうしたリスクは絶対に避けなければいけません。

まれに、甲状腺がんのように、非常にゆっくり進行するものや転移しづらいタイ

プのがんもあります。その場合は、患者さんに詳しく病状を説明した上、手術を行わずに様子を見ることもあり得ますが、あくまでも例外的なケースです。

ひと口にがんと言っても、それぞれのタイプや顔つき、悪さの程度が大きく異なります。そのなかで、若者のがんは悪いタイプのものが多く、老人の場合は比較的おとなしいタイプが多いという特徴をもつことから、若者のがんは進行が速く、老人のものは進行が遅いと一般的には見なされています。

しかし、同じがんでも個体差があり、その性質によって進行の速さなどに大きな違いがあるほか、例外的な症例もあるので、高齢者だからといって油断はできません。がんの診断をくだした場合は、基本的に手術などの治療をただちに行い、リスクを取り除くことが重要です。

なかには、検診で見つかった「がんもどき」(注1)や「前がん状態」(注2)の良性腫瘍をがんと判断し、手術によって切除してしまうリスクがある、と訴える医師も存在します。とはいえ、手術をしたことで助けられた患者さんが数多くいらっしゃる事実は、重く受け止めなければいけないと考えます。

注1　近藤誠医師が提唱するもので、「放置しても進行しないがん（がんもどき）」と「治療しても延命・共存できないがん（本物のがん）」の間には、「放置すると進行していずれ死に至るが、積極的治療で治るがん」と「積極的治療を行っても治癒は難しいが、治療で延命・共存できるがん」が存在すると言う。

注2　臨床的には、放置するとがんになる確率が高いと考えられる病的状態を「前がん状態」と言う。たとえば、舌の白板症は舌がん、子宮頸部の異形成は子宮がん、胃粘膜の腸上皮化生は胃がん、大腸ポリープは大腸がん、肝硬変は肝がん、のそれぞれ前がん状態とみなすことができる。

Q14　がんと診断された場合、セカンドオピニオンは受けた方がよいでしょうか。

A　セカンドオピニオンは患者さんの権利であり、希望する方は受けた方がよいでしょう。場合によっては、大きな利益を得ることも期待できます。たとえば、主治医がたまたま知らない病気で誤った治療を受けてしまう、といったリスクを減らすことが期待できます。

ただし、信頼できる主治医がいるのでしたら、もう1カ所、別の病院でセカンドオピニオンを受ける程度に留めた方がよいでしょう。別の病院で主治医と同じ診断結果が出た場合は、主治医の診断を信頼してよいと思います。

なかには、自分が望むような診断結果が聞きたいと、数多くの病院を訪ね歩く患者さんも見受けられます。しかし、その間にがんがどんどん進行し、治療が遅れてしまうこともあり得るので、ほどほどにされた方がよいでしょう。

Q15　緩和ケアとはどのような治療のことを言うのでしょうか。また、緩和ケアを勧められたら、もう治る見込みがないと考えるしかないのでしょうか。

A　まず知っていただきたいのは、「緩和ケア」という言葉は、がんの終末期医療のことだけを指すわけではない、ということです。実は、がんとわかった時から、緩和ケアは始まっているのです。この場合の緩和ケアとは、がん患者の肉体的・精神的な苦痛をやわらげることや、仕事や家族など社会生活の面の問題解決などを意味しています。

こうしたがんの治療に伴う緩和ケアのほかに、終末期の患者さんのための「緩和ケア病棟」という施設があります。積極的な治療を行わず、肉体的・精神的な苦痛をやわらげることを目的としたもので、患者さんがどのように終末期をすごしたいかを汲み取り、その願いに寄り添います。

このように、「緩和ケア」という言葉の持つ幅の広さが、混乱を生じさせているようなので、今後は言葉の使い方を見直す必要があるかもしれません。

6. がんと日々の暮らし

Q16　自分ががんであることを家族に知らせたくありません。隠したまま治療を続けることは可能でしょうか。

A　がんに罹患したことを周りの人に知られたくない、隠したいと考える患者さんは確かにいます。でも、病気は恥ずべきことではないので、自分一人で抱え込まないことをお勧めしています。

これまでに多くの患者さんを診てきて思うのですが、たった独りでがんと闘うのは、精神的にも肉体的にもたいへん難しいことです。それだけに、肉親など周囲の方々に事実を伝え、ともに病気に向き合い対処することが、がんの治療には欠かせないと感じています。

今後は肉親だけでなく、地域社会全体でがんの患者さんを支える仕組みも必要になってきているのではないでしょうか。

Q17　がんの手術後や退院後、病院以外で精神面、経済面、日々の暮らし方などを気軽に相談できる窓口はありますか。

A　私が所属する北海道がんセンターを始め、後出（153ページ）の「がん診療連携拠点病院」はすべて、がん患者のための相談窓口を院内に設置しています。北海道がんセンターの場合は、「がん相談支援センター」という名称で、公的援助などさまざまなアドバイスを患者さんに行っています。

こうした窓口のほか、患者さんたちが自主的に集まって情報を交換したり、相談に乗ったりする「患者会」や「患者サロン」があります。がんの分野別にグループがあり、月1回ほど病院内の部屋で定期的に集まりをもっています。こうした活動は「ピアサポート」と呼ばれ、がん患者や障がい者など同じような悩みを抱える人々が、共に支えあうことを目的にしています（「ピア」とは英語のpeerで、仲間や同輩という意味）。

家族や医療関係者には話しづらいことも、同じ立場の患者同士だからこそ言えることがあり、自分たちの経験や不安、悩みごとを理解し、励まし合っています。こうした会に参加して、一緒にがんと闘う仲間の存在を知ることで、孤独感が解消されたり、勇気づけられたりすることが期待できます。また、患者さんの家族が参加できる会もあります。

そのほか、北海道には「特定非営利活動法人[注3]キャンサーサポート北海道」という団体があります。がんに関する教育研修や支援、啓発を北海道で広く行っていて、コロナ禍の現在はオンラインサロンを開催して、患者さん同士の交流をサポートしています。興味のある方は、「キャンサーサポート北海道」の公式ウェブサイト

(https://cancersupport.jp/)をご覧ください。

注3　「キャンサーサポート北海道」への連絡は、公式ウェブサイトの問い合わせフォーム、もしくは代表メールアドレス(info@cancersupport.jp)まで。

Q18　北海道では冬、雪のある暮らしを避けて通れません。がんの手術後、気温の低い時期に特に気をつけなければいけないことはありますか。

A　冬場は道が滑ることや、寒さで血圧が上がる恐れがあることから、どうしても外出を控えがちになります。そして、自分の体を大事にしすぎるあまり、家に引きこもりがちになる方が多いようです。

しかし、健康な生活を送るためには、適度な運動が必要となります。けがや血圧に気をつけながら、適度に体を動かし、足腰が弱らないように心掛けたいですね。健常者でも冬場は運動不足になりがちなので、室内でも構いませんから適度な運動を行ってください。

また、外に出て日光に当たることで、体内でビタミンDが生成され、これにより血液中のリンやカルシウム濃度が調整されます。そのため、日に当たる時間が短いとビタミンDが不足して、骨の病気にかかる恐れがあります。天気のよい日は、気分転換も兼ねて、できるだけ屋外に出るよう心掛けましょう。

Q19　がんになった後、献血や臓器移植は可能でしょうか。

A　通常のがんでは、術後5年の間に再発しなければ、完治したと考えられます（乳がんの場合は10年とされます）。そのため日本赤十字社では、がんの診断を受けて治療中の患者さんで、治癒後5年を経過していない方の献血は、受け付けていません（血液のがんを患ったことのある方も同様です）。

また、臓器移植については、がんを患った方からの移植は、そのリスクを考えると難しいと考えられます。なお、「公益社団法人 日本臓器移植ネットワーク」の公式ウェブサイトでは、がんを患った方からの移植については、実際の臓器提供時に検査などを通して医学的な判断を行うとしています。

7．先進のがん医療について

Q20　標準治療と先進医療の違いを教えてください。

A　標準治療とは、現時点で最良と思われる科学的な根拠のある治療のことを指します。すでに効果が認められている確立された治療方法なので、保険も適用されます。一方、まだ安全性が確立されておらず、非保険適用となるのが先進医療です。

たとえば、新薬など新たな治療方法が登場した場合、その安全性を確認するため臨床試験を行います。これは最低でも3年ほど続けて様子を見る必要があることから、まだ安全性が確立されていない新たな治療方法には保険が適用されません。

しかし、その効果が認められ保険適用が間近になっている先進治療に限っては、保険適用の標準医療との混合診療が特別に認められています。ただし、先進治療の部分については、希望者のみ自己負担で利用することになります。

なお、インターネットで調べると、がん診療連携拠点病院では行っていない、さまざまながんの治療法が見つかります。しかし、こうした情報のほとんどは信頼に値せず、商売だけを目的にしたものも少なくないので、注意してください。

Q21 「がんゲノム医療」というのはどんな治療法ですか。

A がんが見つかった場合、がん組織の一部を採取し、顕微鏡で観察して診断や病態評価を行う「病理検査」を行います。これにより、がんのタイプを見極め、最適と思われる治療方法を選択します。

そのなかに、保険診療が2年ほど前に一部可能になったことで普及しつつある「がんゲノム医療」と呼ばれる治療法があります。ゲノムとは、一人ひとり異なる遺伝情報そのもののことです。この治療法は、個々の「がん」の遺伝子情報を詳しく調べ、一人ひとりの遺伝子の変化に応じた個別化治療を行うことで、より直接的に患者さんのがんの性質を把握できる利点があります。

「がんゲノム医療」では、主にがんの組織を使って多数の遺伝子を同時に調べ、遺伝子変異（遺伝子がなんらかの原因で後天的に変化することや、生まれもった遺伝子の違い）を明らかにすることで、個々の体質や病状に合わせて治療を行います。一部のがんでは、すでに標準治療として「がん遺伝子検査」を行い、遺伝子の変異に応じた薬の選択が行われています。

厚生労働省はゲノム医療にも対応する「都道府県がん診療連携拠点病院」1カ所、「地域がん診療連携拠点病院」20カ所を、以下のように道内で指定しています。

【北海道のがん診療連携拠点病院】

札幌市　独立行政法人国立病院機構 北海道がんセンター

【北海道の地域がん診療連携拠点病院】

札幌市　市立札幌病院、KKR札幌医療センター、恵佑会札幌病院、札幌医科大学附属病院、手稲渓仁会病院、北海道大学病院、札幌厚生病院

旭川市　旭川厚生病院、旭川医科大学病院、市立旭川病院

函館市　市立函館病院、函館五稜郭病院
釧路市　釧路労災病院、市立釧路総合病院
室蘭市　日鋼記念病院
苫小牧市　王子総合病院
北見市　北見赤十字病院
帯広市　帯広厚生病院
砂川市　砂川市立病院
小樽市　小樽市立病院

なお本書の巻末に、各病院の連絡先などをまとめたリストを掲載しました。参考にしていただければと思います。

Q22　「免疫療法」というのはどんな療法ですか。

A　「免疫療法」とは、免疫の力を利用してがんを攻撃する治療法のことです。ここ

で言う「免疫」は、従来から話している運動や睡眠などで高めようという場合の免疫とは異なります。

私たちの体は、体内で発生したがん細胞を免疫の力によって排除しています。その際には、免疫細胞と呼ばれる血液中の白血球などが中心的な役割を果たします。このうち「T細胞（Tリンパ球）」には、がん細胞を攻撃する性質があり、人間の免疫システムで重要な役割を担っています。

しかし、T細胞が弱まったり、がん細胞がT細胞の活動にブレーキをかけたりすると免疫力が弱まり、がん細胞を排除しきれなくなる危険があります。そこで、免疫ががん細胞を攻撃する力を保つ（がんにブレーキをかけられることを防ぐ）ことによって、免疫本来の力を利用する治療法を「免疫療法」と呼ぶのです。治療薬としては、免疫力が弱まったT細胞にピンポイントで作用するものを使用します。

2018年にノーベル医学生理学賞を受賞した京都大学特別教授の本庶佑《ほんじょたすく》先生は、免疫をつかさどる細胞内の「PD‐1」という新たな物質を発見しました。そして、この物質が免疫の働きを抑えるブレーキ役となることを突き止めたのです。

この発見により、「PD - 1」をコントロールして免疫力をアップさせるという、従来の抗がん剤とはまったく仕組みの異なる新たな治療薬「オプジーボ」（主に皮膚がんや肺がんの治療に使用）の開発につながったのです。

人の体が本来持つ免疫の力でがん細胞を攻撃するという、新たなタイプのこの治療薬ですが、効果が期待できるのは「PD - 1」に関係する経路を持つがんで、特に遺伝情報に乱れのある患者さんに合った療法なのです。

免疫療法で使用する主な薬は、免疫ががん細胞を攻撃する力を保つ（がんにブレーキをかけられることを防ぐ）作用を持つ「免疫チェックポイント阻害薬」と呼ばれるものです。

２０２０年8月現在、日本において保険診療が可能な治療薬は、次のものになります（薬の名前は「一般名〈商品名〉」の順に表記）。

ニボルマブ〈オプジーボ〉

ペムブロリズマブ〈キイトルーダ〉
イピリムマブ〈ヤーボイ〉
デュルバルマブ〈イミフィンジ〉
アテゾリズマブ〈テセントリク〉
アベルマブ〈バベンチオ〉

Q23　将来、実用化されると大きな治療効果が期待できる、新たながん治療があれば教えてください。

A　最初に挙げたいのが、保険診療が一部可能となった「がんゲノム医療」です。これは、個々のがんのゲノム（遺伝子情報）を詳しく調べる「がん遺伝子検査」を行うことで、遺伝子の変異に応じた薬を選択、治療を行うものです。一部のがんでは、すでに標準治療となっており、抗がん剤治療に比べてピンポイントでの治療が可能となるため、副作用が少なく効果が高いという利点を持ちます。

次に期待できるのは、「免疫療法」です。この治療法は、体内で発生したがん細胞を排除する、人間が本来持つ免疫の力を利用してがんを攻撃します。がん細胞を攻撃する性質をもつ「T細胞（Tリンパ球）」の免疫力をピンポイントで活性化する治療薬を使用しますが、効果が期待できるのは特定のがんとなります。

そして、現在注目される新たな治療法が「光免疫療法」です。がん細胞に発現する特定のタンパク質と結合する抗体に、光感受性物質を付加した薬剤を血液から送り込みます。この抗体ががん細胞と結合してから、病変部に光ファイバーで非熱性赤色光を照射すると、光感受性物質が非熱性赤色光に反応して、がん細胞が破壊される仕組みです。

薬剤が結合していない細胞や非熱性赤色光が当たらない細胞では、破壊が起こらないため安全性が高く、破壊されたがん細胞は免疫細胞への抗原ともなるため、残ったがん細胞への免疫細胞の攻撃が強まる効果も期待できます。

ただし、日本で承認されている光免疫療法は、現時点で薬剤の種類も対象となるがん種もまだ限られています。そのため、非保険適用の自由診療として行われる光免疫療法は、効果や安全性が確認されていない場合もあるので注意が必要です。

8．乳がんについて

Q24　日本の女性で乳がんになる人が、増え続けていると聞きました。どんな理由で増えているのでしょうか。

A　現在、増えているがんについては、125ページでも説明しましたが、その背景には、女性の生理の始まる時期が早まり、閉経する時期が遅くなることで、体への負担が増えているという実状があります。また、出産の高齢化や出産を経験しない方が増えていることも要因の一つです。加えて食事面では、食生活の欧米化にともない、高脂肪食を食べるため肥満になる方が増えたことも、乳がんの要因となっています。

昔は遺伝的なことが関係すると言われましたが（それもないとは言えませんが）、生活習慣が何代にもわたって蓄積されたことが、発症にかなりの影響を与えているとも言えます。

Q25　乳がんにかかりやすい年齢や体質はありますか。

A　初経の年齢が下がり、閉経の年齢が上がってきたことは、すでにお話ししました。かつては50代前後が閉経時期でしたが、今はピークが後ろにずれてきています。この閉経前後に乳がんにかかる方が増え、その結果、50～60代の方がメインとなっています。同時に高齢者の人口が増えているため、70～80代の患者さんも増えてきています。30～40代の方がかかることは頻度こそ少ないのですが、可能性はあるので油断はできません。

ほかのがんとも共通しますが、乳がんも体質と言うよりは、生活習慣の影響が大きいと思われます。睡眠不足やストレス、食生活の乱れなど規則的ではない生活が主な原因となります。先に紹介した、がん全般の予防方法（126～130ページ）を参照してください。

Q26　乳がん検診は何歳から、どの程度の頻度で受ければよいのでしょうか。また、乳がん検診は痛いとよく言われますが、本当なのでしょうか。

A　先にも説明した「対策型がん検診」の場合、女性は40代から2年に1回、マンモグラフィ検査を受けることが勧められています。この検査をぜひ受けてほしいのですが、その前に40歳未満の方も含め、女性のみなさんに理解していただきたいのが「ブレスト・アウェアネス」という考え方です（第1章68ページ参照）。

「ブレスト・アウェアネス」とは「乳房を意識する生活習慣」を意味し、乳がん対策を目的に世界的に提唱されている言葉です。女性が自分の乳房の状態に対して日常的に関心を持ち、それによって乳房の変化を感じた場合、すぐに受診するという行動をとるためのキーワードです。

私が勧めている、もっとも手軽な方法をご紹介します。それは、お風呂に入浴する際にタオルやスポンジを使わず、自分の手にせっけんをつけて直接、乳房を洗うことです。毎日のことですから、乳房の状態を見て、触って、感じることで、もし「あれっ、何か変だな」と思うことがあれば変化に気づくはずです。このことを習慣づけ、日常的に自分の乳房の状態を確認してほしいと思います。

ちなみにこの乳房の変化とは、主にしこりや皮膚のへこみ、血が混じった乳頭からの分泌物などとなります。

また、あまり評判のよくないマンモグラフィ検査ですが、がんの検出感度を上げるためには、できるだけ乳房を薄く押しつぶし、引き伸ばす必要があり、その際に痛みを伴ってしまいます。特に乳房が小さめの方や男性は、痛みが大きいようです。苦痛を与えることは、医師の私も心苦しく思うのですが、今のところエコー検査だけでは正確な判断ができないため、マンモグラフィ検査が欠かせません。基本的にはマンモグラフィ検査を行い、エコー検査はその補足という位置づけです。

現在は以前に比べると検査機の精度も上がっており、技術的にも工夫が施され、苦痛を和らげるように少しずつ改良されてきています。それでも痛みを訴える方はいらっしゃいますが、命を守るためには早期発見が欠かせないので、申し訳ないのですが、少しだけ我慢していただければと思います。

Q27　母親が乳がんになりました。がんの原因は遺伝子によると聞いたことがありますが、娘の私も乳がんになる可能性はあるのでしょうか。

A　昔は遺伝的なことが、乳がんに関係すると言われました。ところが、乳がんの患者さんのうち、遺伝に関わる方は全体の5～10パーセントと、そう多くはありません。遺伝が関係ないとは言えませんが、生活習慣が何代にもわたって蓄積していったことが、発症に大きく影響していると言えます。

同じ日本人でも、たとえばハワイに移住した日系人と、ずっと日本に住んでいた方を比べると、遺伝的なものは変わらないはずなのに、食生活が早くから欧米化したハワイの日系人は、乳がんの発生率が高くなっているのです。

ただし、母親やその姉妹、さらに祖母が乳がんを患っている場合は、確率が大きいと考えられるので、遺伝性のがんに注意する必要があります。

現在、そうした遺伝に関わる検査を、乳がんの患者さんの半分ほどが保険適用で受けられるようになりました。半分というのは、保険適用に条件があるためで、その条件についてご説明します。

遺伝性のがんが心配な方は、がんにかかったことのある母親の遺伝検査を、主治医に依頼して行います。そして、母親のがんが遺伝性であることがわかった場合は、娘さんも検査やカウンセリングを受けることになります。

遺伝子検査の代表的なものに「ＢＲＣＡ遺伝子検査」があります。これは、遺伝性乳がん・卵巣がん症候群（ＨＢＯＣ）の原因遺伝子であるＢＲＣＡ１遺伝子とＢＲＣＡ２遺伝子に、がん発症の原因となる変異（病的変異）があるかどうかを調べる検査です（がんの病変組織や細胞に見られる体細胞変異を調べるための検査ではありません）。この検査は、乳がんを発症した方で、以下のいずれかに当てはまる方に推奨されています。

- 45歳以下で乳がんを発症された方
- 60歳以下でトリプルネガティブ乳がんを発症された方
- 両側または片側に複数回、原発乳がんを発症された方
- 卵巣がん、卵管がん、及び腹膜がんを発症された方

●男性で乳がんを発症された方
●家系内に乳がんまたは卵巣がんを発症された方がいる方

（北海道がんセンター保険適応ＢＲＣＡ遺伝学的検査説明資料より引用）

Ｑ28　妊娠中にがんが発見されることはありますか。その場合、どのように対応すればよいのでしょうか。

Ａ　妊娠されるのは、基本的に若い方が中心となります。ですから妊娠中、乳がんにかかる可能性はさほど高くないのですが、ゼロと言うわけでもありません。

妊娠すると、乳房はダイナミックに変化します。その過程で良性のしこりができることがあり、不安に思う方も多いのですが、過剰に心配する必要はありません。そうした場合は迷わず受診して、不安を取り除いてください。

とはいえ、まれに妊娠中、乳がんにかかる方もいらっしゃいます。私の病院で言えば、一年に１人か２人ほどです。妊娠早期、妊娠中期、妊娠後期の３つのステージがあり、時期によって胎児の状況が異なるため、検査や治療の方法も変わってきます。しかし、現在はさまざまな治療法があり、乳がんの患者さんでも治療を受けながら状況に応じて出産できるようになっています。時期やがんの状態にもよりますが、妊娠中でも手術を受けられる場合が多いので、医師に相談してください。その時点で最も安全な方法で対応しますので、決してあきらめないでください。

Q29 乳がんの最新の治療法を教えてください。

A 乳がんとひと口に言っても、ホルモン受容体乳がん、HER2（ハーツー）乳がん、トリプルネガティブ乳がん、遺伝性乳がんと多様なタイプがあり、それぞれに適した治療法があります。患者それぞれの乳がんに合わせて細分化した、その人その人に合ったオーダーメイドの治療法がとられていて、隣のベッドの人と治療法が異なる場合もありますし、知人から聞かされた治療と異なることも大いにあり得るのです。

このように治療法が細分化したことで、昔に比べて治療の成果もかなり上がっています。ですから最新の治療法と言っても、何か一つには限定できないのです。

とはいえ、自分の乳がんのタイプがどういったものかを、正確に知っておくことは大切です。主治医に聞くなどしておくと、インターネットなどで調べる場合も的確な情報が得られ、誤った判断につながることも防げます。また、そこで得た知識を主治医に相談すると、よりよい治療につなげることも可能になります。

Q30　乳がんを手術する場合の実際について教えてください。また乳房再建には、どのような方法がありますか。そしてその乳房再建によって、再発や転移の発見が遅れることはありますか。

A　乳がんの患者さんのうち、現在、乳がんと診断された人の9割以上が手術を行っています。もちろん、部分切除ができる軽度のものから、全乳房を切除する全摘術が必要なものまでを含んだ割合です。かつては、全摘が3～4割、放射線治療を伴う部分切除が6～7割と、全摘する方は一部でした。しかし、現在はその割合が逆転し、全摘が7割に達しています。

これは、手術で変形、あるいは失われた乳房をできる限り取り戻すための手術「乳房再建術」の精度が上がってきたことが要因です。温存治療では完治が約束されないこと、また乳房の形が保てないことを心配する方も多いことから、乳房の再建手術を求める方が増えてきました。さらに、その乳房再建術に保険が適用されたことも大きく影響しています。

再建方法は、エキスパンダーという水を入れてふくらませた袋を用い、シリコンの人工乳房にする方法や、自分の別の部位、たとえば背中の筋肉を用いて乳房を形作る方法などがあります。

形成外科の医師と連携するなど技術も進歩し、以前に比べて格段によい結果が得られるようになってきました。自分に適した方法を決める選択肢が広がったとも言えます。ただし、全摘手術と同時に再建手術を行うことが認められるのは第Ⅱ期までの方で、より重い方は抗がん剤の投与が終了するまで、１年ほど時間をおいてから再建手術を行うことになります。

また、乳房再建後のがん再発を心配される方もいらっしゃいますが、術後はきめ細かく検査を続けます。したがって、再建が原因で再発や転移の発見が遅れる心配はありません。安心して再建手術を受けることができるよう、医師と相談して検討してください。

Q31　乳がんと診断され、手術を勧められています。家族とどのように向き合えばよいでしょうか。

A　患者さんはそれぞれ、がんの程度、家族関係——父親（夫）が協力的かどうか、祖父母や兄弟が身近にいるか、お子さんの年齢や性格など、置かれている状況が異なります。ですから一概には言えません。

しかし、がんになった母親が心配し、悩んでいる姿ばかりをお子さんたちに見せるのは、あまりよいことではないと思います。母親ががんになった事実を家族で共有し、一緒にがんを治していこうという意志を、家族がともに持つことが大切ではないでしょうか。

もちろん、話すタイミングや段階的に話を進めるなどの工夫は必要ですが、マイナス面にばかりとらわれないようにしてほしいですね。母親の病気をきっかけに、子どもが家事を手伝うようになったと言う患者さんもいらっしゃるので、家族みんなでともに考え、助け合うことが必要ではないでしょうか。

そしてお子さんに乳がんの知識を伝えることで、乳がんへの理解を深めていただければと思います。

Q32　乳がんが再発するリスクは、どの程度あるのでしょうか。

A　再発のリスクは、がんのタイプや進行状態などを総合的に判断する必要があるため、一般論では語れません。しかし、完治される方が以前に比べて圧倒的に多くなっている現状があり、治療後もお元気な方はたくさんいらっしゃいます。というのも、乳がんの治療方法は、ここ20年ほどで大きく進歩しているからです。

私が医師になった1989年当時、乳がんと言えば手術するしか手段がなく、抗がん剤すらまだ使っていませんでした。その後は治療法の進歩が続き、2000年前後に抗がん剤による治療が普及し始め、2010年頃からは研究段階の医療（臨床試験や治験など）が普及するなど、目覚ましい発展を遂げています。さらに、ホルモン剤治療や放射線治療、化学療法など治療法の選択肢が増え、手術の技術や乳房再建術の開発も著しく進歩しました。

それに加えて、新たに開発された検査方法や検査機器の登場で、検査結果を緻密に分析できるようになり、患者さんそれぞれのがんに合った治療を行えるようになったことが、現在の成果につながっていると思います。

このように、かつては治癒できなかった乳がんの多くが、今では完治できるようになっているのです。ですから、乳がんにかかったからといって決して悲観する必要はなく、前向きに治療に取り組んでいただければと思います。

9．まとめ

繰り返しになりますが、もう一度おさらいしておきましょう。
がんの予防は、以下の4点が基本となります。

①ゆったりとした規則正しい生活
②睡眠をしっかりとる
③適度な運動を心掛ける
④和食中心のバランスの取れた薄味の食事を心掛ける

③の運動は、駅で階段を使うなど、日常生活の中で体を動かすことを心掛けるだけでも効果が期待できます。

④の食事は、おかずのバランスをとる意味でも、肉類を適度に摂取することが必要です。一人暮らしの方は、どうしても同じようなメニューが続いてしまいがちなので、注意してください。

また、がんを予防するために、日ごろからご自分の体調をチェックしてほしいと思います。

次のページに、「がんチェックリスト」として「がんを疑うべき症状」をまとめました。ぜひ、参考にしてください。

みなさんには、健康的な毎日をおすごしいただきたいと思います。

がんチェックリスト――がんを疑うべき症状

がんの種類	チェック項目	予防
胃がん	症状がないことが多い 胃の痛み、不快感、食欲低下、黒色便	ヘリコバクターピロリ検査
大腸がん	症状がないことが多い おなかの張り、下痢と便秘、血便、便が細くなる	繊維物質の多い食事
肺がん	症状がないこともある 咳、痰、血痰、声のかすれ	禁煙
乳がん	症状がないこともある 胸のしこり、痛み、乳頭から血性の分泌物	ブレスト・アウェアネス
子宮がん	症状がないこともある 不正出血、おりものの異常	子宮頸がんワクチン
膵がん	症状がないことが多い 腹痛背部痛、黄疸、体重減少	糖尿病治療、禁煙
肝がん	症状がないことが多い 腹水、黄疸、疲労感	肝炎治療
前立腺がん	症状がないことが多い 排尿困難、血尿	PSA検査

◇用語解説

【ピロリ検査】

ピロリ菌を見つける検査には、内視鏡を使う①迅速ウレアーゼ試験（ＲＵＴ）、②培養法、③鏡検法と、内視鏡を使わない④尿素呼気試験（ＵＢＴ）、⑤抗ピロリ菌抗体測定法、⑥便中ピロリ菌抗原測定の６種類がある。

【ブレスト・アウェアネス】

女性が日ごろから自身の乳房の状態に関心をもち、意識して生活することを指す。

【マンモグラフィ】

乳房専用のＸ線撮影のこと。乳房を板で圧迫し、薄く伸ばした状態で撮影する。

【ＰＳＡ検査】

採血のみの検査で、前立腺がんの早期発見に有用。血液中にある前立腺に特異的なタンパク質の一種「ＰＳＡ」の値を測定する。

【コルポスコープ】

子宮頸部の精密検査に使われる、子宮の入り口を精密に観察するためのスコープ（拡大鏡）。

北海道のがん診療連携拠点病院と地域がん診療連携拠点病院一覧

病院名	相談支援センター名	問い合わせ先（※直：直通、代：代表、内：内線）
●都道府県がん診療連携拠点病院		
北海道がんセンター	がん相談支援センター	直 011-811-9118
●地域がん診療連携拠点病院		
市立札幌病院	がん相談支援センター	直 011-726-8101
KKR札幌医療センター	がん相談支援センター	直 011-832-3260
恵佑会札幌病院	がん相談室	直 011-863-2101
札幌医科大学附属病院	がん診療相談室	直 011-688-9506
手稲渓仁会病院	がん相談支援センター	直 011-685-2976
北海道大学病院	がん相談支援センター	直 011-706-7040
札幌厚生病院	がん相談支援センター	代 011-261-5331
旭川厚生病院	がん相談支援センター	直 0166-38-2201
旭川医科大学病院	がん相談支援センター	直 0166-69-3231
市立旭川病院	がん相談支援センター	代 0166-24-3181（内5374）
市立函館病院	がん相談支援センター	代 0138-43-2000（内3289）
函館五稜郭病院	がん相談支援室	代 0138-51-2295
釧路労災病院	がん相談支援センター	代 0154-22-7191
市立釧路総合病院	医療連携相談室	直 0154-41-6262
日鋼記念病院	がん相談支援センター	直 0143-22-2225
王子総合病院	がん相談支援センター	代 0144-32-8111（内661、662）
北見赤十字病院	がん相談支援センター	代 0157-24-3115（内2200）
帯広厚生病院	がん相談支援センター	代 0155-65-0101（内2124）
砂川市立病院	がん相談支援センター	代 0125-54-2131
小樽市立病院	がん相談支援センター	直 0134-25-1605

あとがき

本書を最後までお読みいただき、ありがとうございました。

第1章には、朝日新聞北海道版で現在も連載が続く「けんこう処方箋」を、発表順に掲載しました。現在の状況に少しそぐわない点もありますが、その時々に考えたことを知ってもらいたいと考え、内容は大きく変えずに掲載しました。

この連載のお話は２０１８年にいただき、４人いる執筆者の一人として加わることになりました。連載執筆の経験がなかっただけに、原稿を書き続けられるか少し不安もありました。しかし、月に1回程度の掲載なので、私の専門であるがんのことであれば、12回1年程度はなんとかなるという目算もありました。

ところが連載を始めてみると、書くことがどんどんおもしろく感じるようになり、当初の目標だった1年を超えて、今では連載も3年目に入っています。

その連載のさなか、これまでの私たちの生活を大きく変える、新型コロナウイルスのパンデミック感染が起きてしまいました。２０２０年2月、クルーズ船などで新型コロナ感染が拡大して以来、まさかこれほど長く世界がコロナ禍に悩まされるとは思ってもみませんでした。同年4月には、私が勤務する「北海道がんセンター」でもコロナ感染のクラスターが発生する事態となり、副院長という立場で患者さんと職員を守ることが急務となりました。

そのため、当時はどうしてもコロナ感染をコントロールするための方策に興味が集中し、以降の原稿はコロナに関連する内容が中心となっていきました。とはいえ、普段、外来などでお会いする患者さんから受けた質問などを参考に、コロナ禍の中で、がん患者さんがどのように行動すべきかについても、できるだけ多く触れるように心掛けました。

第2章では、がんについて一般の方や患者さんが知りたいことをわかりやすく伝えられるよう、質問に対して私が回答するＱ＆Ａ方式で構成しました。最初にがん全般について説明し、その次に私の専門である乳がんについても詳しく説明しています。

実はインターネットでがんのことを調べると、最初に出てくるのは、医学的な根拠のまったくない高額な治療やサプリメントのサイトなのです。がんをなんとか治したいという方々の弱みにつけ込もうとするこうしたサイトの中には、あろうことか医療機関のものすら見受けられます。

がんの患者さんやご家族が、こうした悪質なサイトにだまされることを防ぎたいという切実な思いから、本書では困った時に参考になる、がん診療についてのさまざまな正しい情報をご紹介しています。こうした情報が、少しでもみなさまのお役に立てばと願っています。

最後に謝辞を記します。「けんこう処方箋」を担当くださった朝日新聞社の田之畑仁様、戸田拓様には、連載開始以来、私の拙い文章にご助言をいただくなど大変お世話になりました。挿絵の佐藤博美様には、私の似顔絵を含め、ほのぼのとしたイラストを毎回描いていただき、硬い内容の原稿をぱっと花開くような明るい印象にしてくださっています。みなさまのお力添えに感謝申し上げます。

また、本書の出版に際しては、企画から編集まで携わってくださった亜璃西社の和田由美様をはじめとするスタッフのみなさまほか、本当に多くの方々のお世話になりました。ここにお礼を申し上げます。

高橋將人

２０２１年晩秋

■著者プロフィール
高橋将人（たかはし・まさと）　１９６４年旭川市生まれ。旭川東高校を経て、１９８９年旭川医科大学卒業。１９９８年北海道大学大学院医学研究科博士課程修了、医学博士。北海道内の病院にて外科研修後、北海道大学病院、千葉県がんセンター生化学研究部を経て、２００２年から北海道大学病院第１外科乳腺グループにて勤務。２０１０年北海道がんセンター乳腺外科医長を経て、現・北海道がんセンター副院長。趣味はジョギングとトレーニング。

編集協力　真鍋康利（エヴァナム）
制作スタッフ　加藤太一、野崎美佐
イラスト　佐藤博美（C'S MARKET）
撮　影　亀畑清隆
制作協力　宮川健二、前田瑠依子

どさんこドクターに聞く
教《おし》えて、北海道《ほっかいどう》のがん

2021年11月27日　第1刷発行

著　　者　高橋《たかはし》 將人《まさと》
装　　画　佐藤 博美
装　　幀　江畑 菜恵（esデザイン）
編 集 人　井上　哲
発 行 人　和田 由美
発 行 所　株式会社 亜璃西社《ありす》
札幌市中央区南2条西5丁目6-7 メゾン本府701
TEL 011-221-5396　FAX 011-221-5386
URL http://www.alicesha.co.jp/
印　　刷　藤田印刷株式会社

ISBN978-4-906740-49-9 C0030